Para

Com votos de muita paz!

___/___/___

AMÉRICO MARQUES CANHOTO

Não ENSINE A CRIANÇA A Adoecer

NÃO ENSINE A CRIANÇA A ADOECER
Copyright© C. E. Dr. Bezerra de Menezes

Editor: *Miguel de Jesus Sardano*

Coordenador editorial: *Tiago Minoru Kamei*

Capa: *Ricardo Brito - Estúdio Design do Livro*

Revisão: *Rosemarie Giudilli Cordioli*

Projeto gráfico e diagramação: *Tiago Minoru Kamei*

1ª edição - janeiro de 2013 - 3.000 exemplares
2ª impressão - outubro de 2014 - 1.000 exemplares
3ª impressão - março de 2019 - 1.000 exemplares

Impressão: Lis Gráfica e Editora Ltda

Rua Silveiras, 23 | Vila Guiomar
CEP: 09071-100 | Santo André | SP
Tel (11) 3186-9766
e-mail: ebm@ebmeditora.com.br
www.ebmeditora.com.br

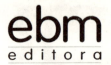

Dados Internacionais de Catalogação na Publicação (CIP)
(Câmara Brasileira do Livro, SP, Brasil)

Canhoto, Américo Marques
Não ensine a criança a adoecer / Américo Marques Canhoto. -- 1. ed. -- Santo André, SP : EBM Editora, 2012.

Bibliografia.

1. Crianças - Doenças 2. Doenças - Causas 3. Doenças - Prevenção 4. Espiritismo 5. Saúde - Promoção I. Título.

12-13991 CDD-133.901

Índices para catálogo sistemático
1. Criança : Saúde : Promoção : Espiritismo 133.901

ISBN: 978-85-64118-30-0

AMÉRICO MARQUES CANHOTO

Não ENSINE A CRIANÇA A *Adoecer*

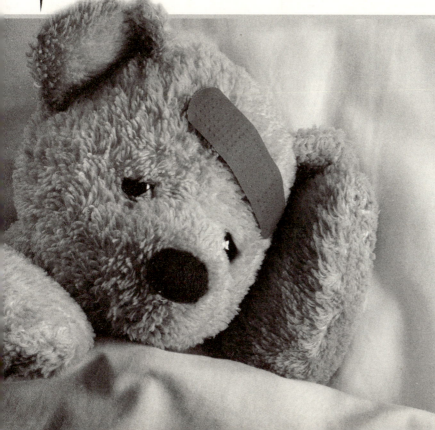

ebm

Sumário

Eu, ensinando meus filhos a adoecer?...................... 09

A criança adoeceu?...................... 11

Até onde vai nossa responsabilidade?...................... 11

Apresentação...................... 13

Palavras do autor...................... 19

Primeira parte

*Reavaliação do sistema de crenças
com relação à saúde / doença / cura*...................... 23

Capítulo 01

*Reavaliação dos conceitos de
saúde / doença / cura*...................... 25

Capítulo 02

Atualização do sistema de crenças...................... 35

Segunda parte

*O papel da família na origem
das doenças da criança*.......................... 57

Terceira parte

A criança doente.......................... 83

Quarta parte

Educar para viver com saúde.......................... 131

Considerações finais.......................... 139

Referência Bibliográfica.......................... 143

Eu, ensinando meus filhos a adoecer?

Grande parte de nossas doenças é fruto de aprendizado.

Aprendemos a adoecer como aprendemos a falar, a escrever, a andar...

Sem perceber claramente nós educamos para a doença e o sofrer. Essa é uma atitude estranha, pois tememos a moléstia que limita e pode levar à morte, no entanto, não valorizamos a saúde.

Essa atitude é produto da educação e da cultura milenar de ganho secundário com o sofrimento.

Entre nós saúde não tem valor até que seja perdida; daí passa a ter um valor máximo.

Se você está saudável ninguém te valoriza, todos te cobram até além das obrigações. Mas, quando fica dodói tudo é permitido e você se sente mais amado.

A criança adoeceu?
Até onde vai nossa responsabilidade?

Sem dúvida que, "Saúde ou doença é uma questão de escolha" quando se trata de indivíduos que já alcançaram o uso pleno do livre-arbítrio.

Mas, e a criança como fica?

Sua dependência psíquica e emocional pode torná-la vítima das escolhas dos adultos com os quais convive?

Por quê?

Como avaliar a responsabilidade de uns e de outros?

Sinaliza a lógica que a responsabilidade é progressiva, relativa ao conhecimento e às capacidades latentes já desenvolvidas.

A recusa em pensar segundo a prontidão intelectual do momento é que cria áreas de domínios, explorações e paradoxos entre nós. E problemas de consciência que podem levar ao desastre da culpa e do remorso – geradores de doenças graves e perigosas.

Apresentação

Nosso desafio neste livro, que é mais um capítulo do "Projeto educar para um mundo novo" é mostrar que parte das doenças é aprendida; como se aprende a falar, ler, escrever, segundo o mecanismo de *transferência* do sistema de crenças e do padrão de atitudes do adulto e do meio social para a criança, na convivência diária.

Nos primeiros anos, o subconsciente tem o comando quase absoluto da existência e, tal e qual um scanner de computador, copia e absorve padrões externos e os manifesta quando solicitado.

Para ilustrar a força desse mecanismo:

Filhos adotivos depois de alguns anos assumem as feições dos que os adotaram. Casais que conviveram muitos anos juntos passam a ficar muito parecidos, como se fossem irmãos.

Nas primeiras vezes em que adoecemos, o subconsciente registra que a doença é uma situação inadequada, pois, além do desconforto, os adultos entram em pânico, e criam um clima conflitante.

Febre à meia-noite – meia-noite e quinze e todo mundo está no P.S até de pijamas; um ambiente "pesado" carregado de angústias e cheio de picadas e de cheiros esquisitos e marcantes.

E o subconsciente arquiva que, por meio de experiência de doença atrás de experiência de doença, ficar doente é uma delícia:

"Tadinho do neném; tá doentinho!"

"Tá dodói bem?"

"Quer que a mamãe dê alguma coisa para você?

"Cadê o filhotinho do papai?"

"Hoje você não vai à escola!".

Alguns então, toda vez que a criança adoece, chegam a casa com presentinhos.

Regras são quebradas.

Dever não precisa ser cumprido.

Ora, o mecanismo subconsciente é simples e prático, matemático até entre ganhos e perdas:

Adoecer é muito bom

Mas decidir se a doença é boa ou não cria uma briga interna tão inútil quanto desnecessária, e, para alimentar o processo: os conflitos são uma das causas da sensação de cansaço e esgotamento e até de recaídas no adoecer, e os vivemos do nascer ao morrer cada vez de forma mais intensa.

Que esse estado de coisas precisa ser modificado todos concordam, porém, antes de reformular esse padrão de atitudes é preciso responder a questões básicas do tipo:

Como se constrói uma doença?

Analisamos algumas causas que as originam.

O que é a cura?

É preciso separar cura temporária da definitiva.

Como conseguir a cura?

Certamente a plena e definitiva. Depende da ação do interessado conforme coloquei no livro: *Saúde ou doença: a escolha é sua* - Ed. Petit - SP.

Em prevenir está a sabedoria.

Somos os únicos neste planeta, em teoria, capazes de antever, planejar.

Mas:

O conceito de prevenção em doença e cura está deturpado, mediante artifícios de tecnologia, compra, venda e teorias de mercado – algo quase inevitável.

Objetivos

Quanto do seu orçamento vai para a compra de medicamentos e planos de saúde todo mês?

Parte desse problema pode ter a solução apenas com o simples método de aprendermos a assumir a responsabilidade pela doença e cura valorizando o estado de saúde e trabalhando ativamente para mantê-lo.

Ele pode gerar uma considerável economia para todos; tanto em dinheiro quanto em sofrimento.

Como criar um sistema de educação para que se viva de forma saudável e realizadora?

A saída é simples e está ao alcance de todos:

Basta valorizar a saúde

Por meio da educação, baseada no raciocínio simples e transparente passo a passo. Basta responsabilizar de forma progressiva o próprio doente.

Adotar essa política é urgente considerando-se o momento de aceleração de experiências como este:

Estresse crônico: a criança em perigo

De quem é a responsabilidade?
A intenção é dividi-la.

Palavras do autor

Errar, seguidamente para acertar ou pedir perdão e, logo depois, o solicitar novamente pelo mesmo erro, indefinidamente – hoje isso soa mal. Essa é a perigosa dinâmica do processo da busca da cura na atualidade, pois tudo leva a crer que a "paciência da vida" tem limites, e parece que os atingimos e extrapolamos.

Na realidade, adoecer é tanto falta de educação quanto produto dela. Isso torna a doença um paradoxo dentre tantos que criamos.

Pais "zelosos" pela saúde e pela vida dos filhos incentivam e colaboram para que adoeçam.

Como isso é possível?

Tememos a doença, esse sentimento é inerente à preservação da vida. Até somos capazes de entrar em pânico apenas ao imaginar a possibilidade de adoecer. Tentamos combatê-la trocando causa por efeitos e, sem perceber a estimulamos, ao alimentarmos a ilusão de que possa ser curada de forma definitiva em um passe de mágica, e isso faz com que continuemos a destruir a saúde com hábitos, exageros e até com remédios.

Onde e com quem aprendemos isso?

A cultura de tratar a doença e a saúde tal qual uma linha de montagem industrial, a serviço da economia, não é favorável ao consumidor. Quanto gasto ao mês? Qual a relação custo benefício? Quem ganha, quem perde?

No estilo de vida contemporâneo a saúde tem pouco valor até que seja "consumida"; daí em diante, passa a ser um objeto do desejo. Legar essa cultura para as crianças da atualidade pode ser perigoso.

Para quem se dispuser a refletir – um passeio por salas de espera de hospitais, PS, consultórios e ambulatórios pode ser útil para conferir o campeonato de doenças e sofrimentos.

Todos querem se tornar os donos das mais misteriosas, complicadas e sofisticadas moléstias.

Comparam-se, para ver quem tem a vida mais sofrida, diagnósticos mais estranhos, prognósticos mais duvidosos, tratamentos mais demorados e profissionais mais famosos a seu serviço.

A proposta do livro é apresentar material para discussão e reflexão e, se possível, contribuir para uma tomada de consciência diferente a respeito de como reagimos frente à doença.

Simples mudanças de postura podem fazer a diferença na qualidade de vida das nossas crianças uma vez que uma atitude aprendida será carregada vida afora; e que

Não Ensine a Criança a Adoecer

pode se tornar perigosa após ser arquivada, pois passa a atuar como um padrão subconsciente validado como verdadeiro em sucessivas experiências de interação.

Seus efeitos podem ser determinantes ao criar um padrão de atitudes difícil de ser modificado sem o concurso do saber, do trabalho e do tempo; mesmo que sempre seja possível reformá-lo – quando se deseje.

Alguns outros objetivos:

- Estimular uma cultura nacional que valorize a saúde e não a doença.

- Fortalecer a consciência do que seja prevenção real, que é ativa e não passiva; vacinas contra agentes externos ao indivíduo ajudam, mas não resolvem tudo.

- Mostrar que qualquer tipo de medicina apenas é capaz de curar de forma temporária ao bloquear, substituir ou transportar a doença de um lugar a outro.

- Apontar que a opção de mudança é melhor escolha do que a pressão de reformar.

- Rever conceitos de sorte, azar ou destino quando se trata de doença.

- Mostrar a ação da lei de causa/efeito na origem das moléstias.

- Colaborar para implantar o conceito de responsabilidade existencial, pois cada pessoa é responsável pela sua vida, suas doenças, cura, e pela criação de seu destino.

- Permitir a possibilidade de se usar a doença como experiência de vida ao ensinar a usá-la como ferramenta de autoconhecimento.

O autor

Primeira parte

Reavaliação do sistema de crenças com relação à saúde / doença / cura

Para que as crianças aprendam a valorizar a saúde ao invés da doença é inevitável questionar alguns conceitos e paradigmas culturais.

É lei de progresso:

Viver no presente segundo conceitos de ontem paralisa o lucro existencial: paz, harmonia, alegria.

Toda vez que o progredir cede lugar à estagnação, a dor e o sofrer funcionam como alavancas para impulsionar.

As leis que regem a vida são as mesmas ontem, hoje e sempre. Imutáveis – o que muda é a forma de percebê-las, e o uso que se faz delas, e, lógico que os efeitos são diferentes.

Aplicar novos conhecimentos em cima de velhos hábitos é tarefa que define quem é quem na escalada da evolução humana.

Capítulo 01

Reavaliação dos conceitos de saúde / doença / cura

PROPOSTA DE TRABALHO

- *Qual a diferença entre saúde e doença?*
- *Que valor você dá para a doença?*
- *Qual a origem da doença?*
- *De quem é a responsabilidade?*
- *Quem pode curar?*

PROPOSTA DE TRABALHO

A ideia é modificar a educação das crianças quanto à saúde, doença e cura possibilitando um novo olhar e novas perspectivas de solução. Como passo inicial é preciso rever alguns conceitos.

Considerando que o conhecimento é sempre um indutor de mudanças e traz consigo responsabilidade, nós oferecemos resistência à mudança. É possível que provoque conflitos na primeira fase de incorporação de um novo saber, pois a prática demanda certo tempo e necessita de uma determinada dose de esforço para que seja incorporada.

Cuidado com culpas e remorsos, pois sempre fazemos o melhor dentro das possibilidades de cada momento.

Outra dificuldade: de muitas formas as pessoas em torno irão criticar nossas iniciativas de mudança. Essa reação defensiva subconsciente é natural para manter confortáveis padrões; nós também fazemos isso com os outros sem perceber.

Não basta aceitar a proposta de reciclar conceitos de saúde e doença na educação; até onde desejamos ir, é que é o problema.

Não Ensine a Criança a Adoecer

Se há interesse em seguir em frente:

Etapas a serem respeitadas:

Toda mudança deve ser inteligente, relativa, gradual, cuidadosa, respeitosa. Ninguém vai querer se engajar em um projeto para sofrer, e por obrigação. Para que funcione é preciso que o gerente das mudanças o faça com leveza, lembrando-se de que está remando contra a maré.

Sistema de trabalho:

Usaremos o velho método de observar, questionar, refletir, discordar.

Tente antes responder às questões formuladas para avaliar suas concepções, sem a influência da leitura.

1. Qual a diferença entre saúde e doença?

Esse questionamento pode parecer gozação, mas não é. O conjunto de crenças do indivíduo é que vai nortear o entendimento. O que um percebe como uma doença, e grave, outro nem percebe. Para um orgulhoso, uma pequena mancha na face é o fim do mundo. Para um doente terminal com a consciência tranquila a morte pode significar a libertação.

2. Ser doente é igual ou diferente de estar doente?

Ser doente é algo mais definitivo. Estar doente é temporário. Quem se acha doente ou pensa ser, está com sérios problemas, pois ficará imobilizado, permitirá ser assaltado por pensamentos de que está condenado ao sofrer.

3. Doença é sofrimento e saúde é alegria?

Como explicar o fato: algumas pessoas infelizes e sofredoras perambulam pelas especialidades médicas e não se encontra nada que justifique o seu sofrer. Ao passo que noutras são encontradas doenças e, mesmo "doentes" são alegres e úteis.

4. Será saúde ou doença algo mais subjetivo do que concreto?

Nem sempre é possível identificar de forma concreta as queixas dos doentes. Qualquer estado doentio sempre começa no sistema pensar e sentir, depois é refletido no corpo físico.

5. A pessoa pode "inventar" uma doença?

Esse fato é mais comum do que podemos imaginar. Apenas, é preciso que fique claro que não é um mecanismo consciente, proposital. Quem inventa uma doença aprendeu a fazer isso, e não é fingida, mentirosa ou cara de pau. Antes que qualquer invenção se torne uma realidade concreta, foi algo abstrato, um pensamento, uma idealização ou um aprendizado, seguido de ação repetida muitas vezes, incontáveis.

6. Que valor nós damos para a doença?

Saúde não é importante até que se perca.

A cultura, quanto ao assunto, dá valor mínimo para

ela e máximo para a patologia.

Isso é aprendido na infância.

Esse tipo de crença induz as pessoas a tentarem aproveitar a vida segundo o gozo dos sentidos e a usar e abusar de todos os tipos possíveis de prazeres – enquanto se tem saúde – apressando a chegada da doença.

Essa filosofia também ajuda a crer que a origem das enfermidades é um sistema de sorte, azar, destino, Deus quis ou deixou de querer, o que contribui para que não nos responsabilizemos pela vida.

Isso cria um paradoxo: as pessoas ficam tão preocupadas em arranjar recursos para comprar a cura se vierem a ficar doentes, que acabam adoecendo com a ajuda dos excessos e do estresse, para provisionar o futuro com uma segurança ilusória.

7. A medicina cura?

Outro fator que contribuiu para valorizar a doença é a crença de que cabe à medicina curar ou salvar a vida das pessoas.

Se a cura é terceirizada, não pode haver uma educação voltada para manter o estado de saúde ou prevenir, pois os curadores profissionais dependem da existência dela e dos doentes.

A prevenção desloca-se para coisas ou roteiros que possam ser vendidos.

8. Qual a importância da doença em nossas vidas?

Aprendemos tanto a dar valor para as doenças, que parte do tempo é usada para falar a respeito delas. Em muitos locais a doença é o assunto principal. Algumas pessoas não são mais capazes de manter uma conversa sem falar de suas doenças, sem manifestar suas queixas.

9. Qual a origem da doença?

Estou doente.

Quem é o responsável?

Um vírus, uma bactéria, o mapa genético, o estresse, minha família, a morte de alguém, perdas financeiras?

É possível que encaremos a doença como fatalidade que independe da vontade e da conduta. Questão de sorte, azar, destino, catástrofes, dramas, estresse, enfim algo que não depende de nós. Gostamos da sensação de impotência com relação a ela como se esse tipo de atitude pudesse nos livrar da responsabilidade.

10. Deus tem algo a ver com nossas doenças?

O fator Deus:

A crença em Deus é um paradoxo incrível. Acreditamos que seja o Criador supremo de todas as coisas. Eterno. Infinito. Não tem começo nem fim, etc. Amoroso e justo, no entanto, é ao mesmo tempo o causador de dores, doenças, alegrias, tristezas. Se nós estamos alegres, graças a Ele, se doentes ou em sofrimento dizemos que Assim o quis, que Assim seja, etc. Se a ciência conseguir controlar Deus, colocá-lo a seu serviço, então os problemas de saúde e doença estarão resolvidos. De forma mágica e muito rendosa.

11. O que gerou a indústria da cura?

Além do sistema cultural nós não queremos comprar a ideia de que somos os responsáveis pelas doenças.

12. De quem é a responsabilidade?

Ela é compartilhada.

Apenas posso assumir de forma relativa e gradual, à medida que minha capacidade de discernir se amplia. Hoje, algumas crianças estão mais capacitadas a isso do que muitos adultos.

13. As crianças doentes são vítimas?

Até certo ponto sim.

Devido às circunstâncias de dependência prolongada que regula nossa maturidade biológica e psicológica.

14. Qual o papel dos agentes externos?

Culpar quem não é capaz de se defender: um vírus, um fungo, uma bactéria, entendidos tais quais tipos de fuga.

15. De que forma a criança pode ser responsabilizada?

Em um primeiro momento usando a lei de causa e efeito, mostrando a ela com clareza que sua doença é efeito das escolhas. E o melhor momento é durante o sofrimento.

16. Quem pode curar?

Fomos condicionados a crer que a medicina pode.

Alguns acreditam que apenas Deus é capaz, com uma ressalva: apenas nos que acreditarem Nele.

Muitos misturam tudo e, quando estão descrentes de um ou de outro, se revoltam, tornam-se infelizes.

Acreditar por acreditar é falta de capacidade de discernir.

A crença em algo deve estar estruturada no raciocínio lógico, no sentir e comprovar pela experiência já vivida e dominada.

Em razão da lentidão no pensar nós não diferenciamos a cura definitiva da cura temporária ou até a troca de uma doença por outra.

Misturamos causa e efeito.

Uma dica:

- Uma ferramenta não funciona sem alguém para operá-la, para manejá-la.

- A medicina e seus recursos são ferramentas para a cura.

- Quem vai manejar a ferramenta é o doente.

- O agente curador apenas mostra, sinaliza, e nem sempre consegue trilhar o caminho que aponta.

- A cura definitiva das doenças depende apenas do ser humano.

Não Ensine a Criança a Adoecer

• Em cada caso particular depende apenas do doente.

17. Jesus cura?

Nem Ele, o médico por excelência, curou pessoa alguma – não sou eu nem outra pessoa a afirmar isso, foi Ele mesmo: – Vai; a tua fé te curou! Resumindo: Eu apenas participei; você fez o trabalho de reformas e transformações.

Ele também avisou sobre as inevitáveis recaídas: – Vá; e não peques mais – pena que ficou noticiado em uma linguagem religiosa que pode ser assim traduzida: – Meu amigo, se continuares com a mesma forma de viver; mesmos hábitos; vícios e forma de pensar, sentir e agir – tuas doenças retornarão.

Pena que nos deram a notícia no Evangelho, mas não houve feedback.

– Será que o cego não retornou à cegueira; o aleijado à invalidez; o leproso à lepra?

A ideia nesta reflexão é parar para pensar.

Esperamos que o amigo leitor tenha feito suas anotações para posterior conferência sem levar para o lado pessoal, pois daí não vai virar muita coisa...

Capítulo 02

Atualização do sistema de crença

- *Informações confiáveis*
- *O que constitui o ser humano*
- *Universo telepático*
- *Anatomia humana*
- *Personalidade/temperamento*
- *Origem das doenças*
- *Tipos de doenças*
- *A cura*

RECICLAGEM RÁPIDA

Imaginando que o leitor tenha documentado suas percepções e crenças a respeito de saúde, doença e cura no item anterior – passemos a uma nova fase de reciclagem de informações.

Informações confiáveis

Segundo nossa concepção de progresso, na vida contemporânea não era de se esperar cada vez mais doentes e problemáticos, afinal a velocidade com que conhecimento e tecnologia aumentam sinalizava que, doenças e problemas estavam com os dias contados. No entanto, o que se vê é o contrário, como podemos constatar. A cada dia mais e mais pessoas estão adoecendo, travando em todos os sentidos.

Ao que parece nós estamos em meio a um "ponto de ruptura" de um estilo de vida. Instala-se uma crise que acelera, separa e recicla. Daqui em diante, para bem viver as experiências é preciso atualizar conceitos de como funcionamos. Detalhes que antes podiam passar despercebidos tornaram-se condições básicas para continuar a brincadeira de viver. Ninguém pode mais agir como antigamente, sob pena de se tornar cada vez mais doente, desajustado e desadaptado.

Onde buscar conhecimento e verdade?

A verdade absoluta que liberta não tem dono, sabemos tudo o que é preciso e necessário para seguir em frente sem precisar consultar ninguém. Em momentos como este, se quisermos confiar em algo concreto basta confiar em nosso corpo e na natureza. Já as verdades humanas sempre nos chegam com seus proprietários querendo vendê-las a preço de ouro.

Nosso conhecimento é relativo, e está distribuído em toda parte, pois nossas verdades são relativas, temporárias e complementares. *Não vim destruir a lei...* Disse o Sábio. Nenhum saber antigo precisa ser descartado, apenas reciclado. Não precisamos necessariamente nos livrar de nossos antigos conceitos sobre quem somos e o que fazemos aqui. Devemos apenas atualizá-los e pô-los em prática, se acharmos que seja viável e importante; coisas de livre-arbítrio.

A informação deve ser filtrada

A velocidade com que as informações chegam a nós, após o advento da tecnologia de informação rápida, nos obriga a filtrar com cuidado tudo que é colocado como necessário – real ou verdadeiro. Todo mundo quer nos *vender* o que é bom, bonito, gostoso, etc.

Se nos analisarmos com isenção, ainda deixamos muito a desejar em se tratando de qualidades, pois nos momentos decisivos, para proteger nossos interesses mais imediatos, pomos à mostra nosso egoísmo e orgulho; portanto, a cautela nas escolhas, a cada dia, é mais necessária.

Para reciclar o conhecimento é preciso ser flexível

Flexibilidade é virtude cada vez mais importante, pois ela permite interpretar uma mesma situação segundo óticas diferentes.

A doença pode servir para ilustrar: nós a percebemos como sofrimento dependente de mecanismos fortuitos à nossa vontade. Outras pessoas já a usam tal qual um mecanismo capaz de favorecer o conhecimento de si mesmas, ou a interpretam como um aviso de mudanças a serem feitas. Isso não quer dizer que planejem ficar doentes e nem que sintam prazer nisso; elas apenas transformam algo aparentemente desnecessário, tal qual a doença, em algo útil.

Educar para a saúde

Novos tempos exigem novas formas de postura e, a educação formal tem deixado a desejar. Alguns conceitos, se reciclados, podem ajudar a mudar o estado de saúde das pessoas. A lei de causa e efeito é um fator determinante para que se consiga um estado de saúde ou de doença. Somos aptos a planejar, antever. Desperdiçar a saúde para depois recuperá-la indica pobreza de discernimento.

O que constitui o ser humano

Quem somos nós?

Nossa identidade coletiva ainda não está muito bem definida e a pessoal menos ainda. Nós ainda vivemos sob o domínio de conhecimentos que nos aprisionam a necessidades primárias.

Participar da educação da criança sabendo quem somos e o que fazemos aqui gera ganho em qualidade de vida para todos. Uma das vantagens mais imediatas é aprender a respeitá-la com flexibilidade; sem tentar enquadrá-la em padrões pré-definidos. Apenas dessa forma, é possível ajudá-la a aceitar-se e, a definir com mais clareza sua individualidade.

Necessidade de integrar corpo e mente

Vivemos grandes descobertas no campo do estudo da energia, é preciso nos adequar ao momento atual que sinaliza: "desmaterializar" a visão de mundo. Como exemplo: o organismo do doente tenta se ajustar eliminando a fome, mas o sistema de crenças o força a comer para alcançar uma cura mais rápida, mas com isso demora mais a se restabelecer.

Conflitos emocionais e características de personalidade podem atuar no corpo físico criando ou mantendo doenças. Nós não somos apenas um corpo físico onde falta isso ou sobra aquilo que se materializa nos exames. Nós somos uma unidade que não pode ser partida em pedaços, sob pena de resultados não adequados ao momento.

Para ilustrar:

Um familiar pode contribuir para que uma criança adoeça; ou que a cura seja dificultada pela sua atitude, pois as ondas mentais atuam inclusive sobre a estrutura eletrônica da água, e a maior parte do nosso corpo é água. Esse fato não é nenhum fenômeno sobrenatural, mágico ou religioso.

Matéria x energia

Matéria é apenas uma das formas ou estados da energia. É preciso incorporar conhecimentos e conceitos energéticos ao cotidiano para atuar com eficiência nas experiências em andamento.

Na qualidade de seres viventes somos constituídos de bioenergia ou energia vital. Como seres pensantes, somos capazes de dar-lhe sentido e direção, uma tremenda responsabilidade (somos deuses).

Universo telepático

A importância da ação do pensamento/sentimento em nossas vidas

A energia liberada pelo nosso pensar/sentir/agir é capaz de deslocar elétrons de suas órbitas e produzir efeitos, mesmo a grandes distâncias. A qualidade dos efeitos varia segundo características do pensado. Cada uma dessas unidades tem comprimento de onda, frequência e amplitude diferentes; e a energia gerada tanto favorece a doença quanto a cura, dependendo do tipo de emissão.

A Humanidade existe inserida em um universo telepático de ondas e radiações de todos os tipos. Vigiar o que pensamos é importante, pois nosso pensamento é o vir a ser.

Padrão vibratório

Cada indivíduo, mesmo que não perceba, gera e irradia um padrão de vibrações que o identifica. E, se modifica quando a qualidade dos pensamentos, sentimentos e atitudes se altera. Ele é um tipo de carteira de identidade que caracteriza cada um no Universo.

Sintonia

Quando fontes emissoras estão vibrando e emitindo na mesma frequência, dizemos que estão em sintonia. O mesmo fenômeno ocorre na interação entre as pessoas.

Conexão

Entender que estamos conectados a tudo e a todos e que nossas escolhas são capazes de interferir na vida das outras pessoas, e interferem muito mais do que possamos imaginar. Saber disso pode ajudar a reposicionar a forma de atuar junto a nós mesmos e aos outros. Dominar o conceito de conexão sem dependência pode facilitar o entendimento de um fenômeno muito fácil de ser percebido nos dias atuais a "vampirização de energia". Somos capazes de roubar energia uns dos outros de forma mais ou menos inconsciente.

Interatividade

O fermento que leveda a massa...

Como estamos conectados a tudo e a todos, afetamos e somos afetados pelas escolhas de uns e de outros.

Somos capazes de nos afetar uns aos outros pelo fenômeno da "indução". A compreensão do fenômeno da conexão e da interatividade nos permite entender e atuar ativamente no processo de auxiliar na cura das pessoas a distância, ou a evitar que sejamos uma ferramenta capaz de agravar seu estado. No presente a indução é mais negativa do que positiva quando se trata de saúde ou doença.

Anatomia humana

Anatomia humana transdimensional

Para que nos capacitemos a resolver o problema da doença é preciso que saibamos sempre alguma coisa a mais a respeito do doente.

Conhecer nossa "verdadeira" anatomia agregando à física os corpos de energia e como se integram é vital para entender conceitos tais quais: saúde, doença e cura. Ela sempre foi a mesma desde o princípio, apenas, não tínhamos condições de comprovar a parte desmaterializada. Dessa forma, muita coisa ficava sem explicação ou parecia sobrenatural.

Certamente, muitos outros conhecimentos sobre nossa natureza ainda estão para serem adquiridos, mas, o conhecimento disponível já facilita conseguir melhores resultados de qualidade de vida à luz dos estudos da energia humana.

Seres multidimensionais

Habitamos, simultaneamente, várias dimensões. E, isso, nada tem de religioso nem de sobrenatural, é pura física. Possuímos vários corpos interligados e mais ou menos integrados. Já é possível o estudo deles através de artefatos ou aparelhos. Embora esse conhecimento seja muito antigo e aplicado na acupuntura há mais de cinco mil anos, a compreensão de como se integra o físico ao extrafísico e sua aplicação no cotidiano das pessoas é mais recente para a grande maioria.

Para simplificar o raciocínio usaremos o conceito e a nomenclatura de corpo físico e de corpos extrafísicos (corpo mental/emocional, corpo astral superior e inferior).

Corpo físico

É lamentável que ainda desconheçamos como funciona nosso corpo físico. E, é lógico que, quem usa algo desconhecendo seus princípios básicos de funcionamento causa danos ao aparelho. O resultado disso está no dia a dia de quase todas as pessoas que danificam o próprio corpo, não se cuidam nem se respeitam.

Corpo mental/emocional

A emissão contínua de ondas de energia fixa um padrão de pensamentos, emoções e sentimentos e cria um corpo extrafísico que se liga ao corpo físico através dos centros de força ou chakras e dos meridianos de acupuntura.

Corpos astrais

Os corpos astrais superiores e inferiores fazem a conexão com tudo e com todos. É por meio deles que o nosso físico pode ser afetado pelas energias dos ambientes e pelo padrão vibratório das outras pessoas.

Ao usarmos esses conhecimentos, fica fácil perceber que pessoas de temperamento parecido costumam apresentar doenças semelhantes. Além de entender por que nossos desequilíbrios emocionais agudos ou crônicos são capazes de criar doenças no corpo físico, desde que outras condições também contribuam. Quem já os conhece e usa, não separa simploriamente as doenças físicas dos "problemas de sistema nervoso".

Outra aplicação prática é identificar como a mente e as emoções atuam no corpo causando doenças ou curas. Além de compreender como podemos atuar uns sobre os outros ajudando a adoecer ou colaborando com a cura, mesmo a distância. Em algumas famílias as crianças adoecem mais do que as outras e demoram mais tempo para se restabelecer. Algum ou mais de um dos adultos daquela família tem um medo mórbido de doenças.

A criança também é um ser que pensa, sente e age da mesma forma que um adulto, e nós, com frequência, nos esquecemos disso. Ela vive conflitos íntimos associados aos que são produzidos pelo meio em que é criada.

Personalidade e temperamento

A primeira conquista da espécie foi o *instinto*. Logo a seguir veio a percepção das *sensações*. Depois, a *emoção* e a *capacidade de pensar*, que interpretou as sensações levando à descoberta das dores e dos prazeres. Sob a ação do raciocínio, as emoções transformam-se pouco a pouco em sentimentos.

Embora sejamos muitas vezes parecidos, não há uma única pessoa igual. Cada uma é um universo diferente de conquistas. Ainda nos assombramos pelo fato de filhos dos mesmos pais e submetidos ao mesmo tipo de educação poderem ser criaturas tão diferentes e, às vezes, até antagônicas.

A forma de agir e de reagir de cada um é determinada pelo conjunto das características que formam a personalidade.

Virtudes e defeitos de caráter

A personalidade flui e fixa-se entre polaridades. Nosso padrão vibratório atua sobre nós, no ambiente e nas outras pessoas.

A qualidade da resposta, que cada conjunto de pensar, sentir e agir produz no indivíduo e no meio em que vive, gera resultados que definimos como defeitos ou qualidades.

Os que apresentam resultados interpretados como felizes chamamos de *qualidades de caráter*. E, os que trazem consequências tais quais dor e sofrimento tanto para a própria pessoa quanto para os outros, denominamos *defeitos de caráter*.

Exemplo: as que expressam humildade, afabilidade, não violência..., são entendidas como de bom caráter. Nas que predominam o orgulho, o egoísmo, a violência, a intolerância, o ciúme..., dizemos que são atrasadas ou de pobre qualidade evolutiva.

Ao usarmos esses conhecimentos podemos entender as doenças de nossos filhos. O sistema de adoecer deles é o mesmo, apenas diferente em alguns detalhes.

Cada uma das características que compõem uma personalidade a predispõe a doenças que estão diretamente ligadas ao padrão vibratório que geram. E, isso desde muito cedo, pois eles não são uma página em branco, ao nascer já trazem um conjunto de tendências, predisposições, impulsos, e uma personalidade mais ou menos esboçada.

Nossa pouca capacidade de discernir nos impede de observar e de raciocinar: - "Não entendo por que este filho tem tanto medo disso ou daquilo se nós nunca o assustamos. Já o outro, é um perigo, não tem medo de nada, tentamos assustá-lo para que tenha medo, mas não adianta...". Nós nos recusamos a perceber que cada um deles é um ser diferente, com conquistas e reações diferentes.

A criança é muito transparente até que comece a interagir com o adulto, até que se inicie a sua educação. Pouco a pouco seus conflitos íntimos vão ocorrendo um após o outro. As crises de amadurecimento da criança são mais intensas e numerosas do que as do adulto, simplesmente porque suas barreiras de contenção ainda não se cristalizaram.

Origens da doença

Melhorar a compreensão das origens do adoecer é condição básica para reformar o padrão de atitudes no trato com a criança doente.

A ignorância, o desconhecimento conduz ao medo e ao desequilíbrio.

Fabricar uma doença é mais ou menos como fazer um bolo. É preciso reunir vários ingredientes. Na origem e na manutenção delas também é preciso conjugar vários fatores. É como uma armadilha que criamos e para desarmá-la é preciso seguir os mesmos passos em sentido contrário.

Tendências e predisposições

De certa forma, já nascemos potencialmente doentes. Trazemos um conjunto de tendências e de predisposições para adoecer que podem se transformar em realidade ou não, depende da ação do meio ambiente sobre a pessoa, da sua personalidade, de seu temperamento e da qualidade das suas escolhas.

Personalidade/temperamento

Nossa maneira de ser e de reagir determina como o corpo vai funcionar. Cada detalhe do temperamento é capaz de provocar determinada doença, bem como mantê-la, assim como as características que compõem a individualidade são capazes de gerar equilíbrio. Exemplo: impaciência, intolerância, agressividade, medo, ansiedade..., são agentes doentios, e para compensar: o desenvolvimento de cada uma das respectivas polaridades: paciência, tolerância, mansuetude podem curar essas mesmas doenças.

Na literatura rotulada de autoajuda muito se fala sobre a cura pelas virtudes e a alegria. Os conhecimentos acerca de energia humana é que permitem testar, verificar, experimentar, enfim, comprovar.

Conflitos emocionais

Podem desencadear e manter doenças. E, além disso, são um dos responsáveis pelo "apagão humano" ou neurastenia com perda constante de energia. Geram aquele tipo de pessoa que parece estar carregando o mundo nas costas.

Brigar contra si mesmo para ser aceito pelas pessoas ou enquadrar-se em estereótipos culturais, "vitamina" um dos tipos de doença que mais cresce na atualidade: as autoimunes, ou seja, aquelas em que o indivíduo agride partes de si mesmo.

Meio ambiente

Falta de saneamento básico, água de má qualidade. Infecções. Contaminação. Acidentes. Agressões. Doenças profissionais em meios insalubres, etc.

As influências ambientais: calor ou frio excessivo, mudanças súbitas de temperatura, vento, maior ou menor teor de umidade no ar, poluição ambiental, irradiações eletromagnéticas. Muitos são os fatores ambientais capazes de desencadear doenças. A poluição ambiental agrava-se dia a dia: inalantes, visual, sonora, radiativa, informativa, etc. Vale ressaltar a poluição eletromagnética gerada por irradiações de todos os tipos de modernos aparelhos: rádio, TV, Net, celular, etc.

Vida social

Dentre outras coisas o bem-estar/saúde também depende da satisfação de necessidades (conscientes ou inconscientes) naturais ou induzidas pela cultura.

No sistema de consumo, possuir ou não os objetos do desejo, andar na moda, usufruir e gozar de todas as delícias da vida moderna ou não pode conduzir o indivíduo a um estado de doença psíquica, mental ou orgânica, agredir ou ser agredido. Estar incluído ou excluído no sistema leva a um estado de tensão no qual os patamares de medo e ansiedade tornam-se insuportáveis. Um aspecto importante a ser considerado é o inevitável aumento da violência social, com confrontos entre os que podem consumir e os que desejam, mas se encontram fora do processo.

Intoxicações

Estamos com o organismo sobrecarregado e intoxicado. As fontes de intoxicação orgânica são muitas, e as piores são as relacionadas aos hábitos alimentares, pela sua constância e continuidade; os produtos de uso ambiental, os cosméticos, os produtos de higiene pessoal, os medicamentos, etc.

O adulto transforma, no mundo contemporâneo, o corpo de seu filho em um depósito de lixo químico.

Excessos

Vivemos em um sistema social onde se apregoa: "quanto mais, melhor". Somos induzidos a consumir desenfreadamente produtos rotulados como geradores de saúde. Um senão que gostamos de esquecer: tudo que em uma pequena quantidade é capaz de curar em outra, um pouco maior, é capaz de matar.

Estresse crônico

As crianças são as maiores vítimas do estilo de vida que está sendo legado a elas. Estão envelhecendo de forma doentia.

Vícios

Mesmo inocentes produtos usados como bebidas e alimentos são capazes de levar à viciação e causar danos irreparáveis à saúde mental, emocional e orgânica.

Aprendizado

As crianças aprendem a ficar doentes com os adultos com os quais convivem. As doenças costumam se repetir em uma mesma família, não apenas em decorrência de fatores genéticos, mas à custa de um treinamento sistemático. A criança é uma verdadeira "esponja" que absorve as lições do meio em que vive, armazenando no subconsciente a técnica de adoecer quando for conveniente para compensar seus desajustes a determinadas situações psicológicas.

Medo mórbido de doenças

Sentir medo é uma necessidade do homem para que ele aprenda a discernir. O que paralisa e que se cristaliza é doentio, pois se torna danoso para a qualidade de vida.

O mórbido encontra terreno fértil na predisposição que trazemos ao nascer e pode ser canalizado através do aprendizado com os adultos para algo mais específico. Ele, cristalizado, gera pensamentos contínuos sobre o objeto que o mantém, materializando a realidade que o indivíduo tanto temia. Exemplo: uma pessoa orgulhosa que desenvolve tanto o medo de depender dos outros ficando em uma cadeira de rodas, que a cada dia de sua vida constrói aquela em que vai sentar-se, parafuso a parafuso, peça a peça.

Tipos de doenças

Podem ser classificadas segundo vários parâmetros.

Utilizaremos alguns, apenas para facilitar a compreensão da origem da doença, da possível cura, e também, para aliviar eventuais crises de culpa dos pais pelo fato de a criança estar doente. Pois, este livro não é, nem o autor pretende escrever um tratado médico a respeito de doenças infantis.

Doenças inatas

Trazemos ao nascer, de uma forma ou de outra, tendências e predisposições para determinadas doenças físicas, mentais, emocionais e distúrbios de comportamento. Alguns com distúrbios ou doenças instalados, outros com potencial para vir a acontecer.

As dificuldades de nascença são situações que durante a existência não podem ser mudadas de forma definitiva pela exiguidade do tempo, ao menos até o presente momento. Muitas que no passado poderiam condenar as pessoas portadoras a uma vida muito limitada, na atualidade, com os recursos e as técnicas desenvolvidas podem conduzir a uma vida normal ou quase normal, e as perspectivas são cada vez mais promissoras. Sempre se devem buscar todos os recursos disponíveis para ajudar a resolver ou a aliviar os problemas congênitos, pois todas as dificuldades criadas têm suas soluções, aguardando o momento certo. O fator que vai resolver todos os problemas humanos é o próprio homem e não um Deus ou um milagre.

Doenças adquiridas

As que se adquirem são resultado da educação e da cultura, dos acidentes infecciosos ou mecânicos. Essas doenças sempre podem ser evitadas; em uma primeira fase o doente depende do meio. Esse é o tipo de doença que predomina na infância. No entanto, manter essas doenças depende da vontade do doente, segundo sua capacidade de decidir e sua vontade em reformular sua vida.

Doenças inventadas

Algumas foram criações mentais contínuas que se cristalizaram. Os mecanismos são vários, e se originam de distúrbios que podemos rotular de mentais e ou emocionais, tais quais: o medo mórbido, a necessidade doentia de atenção e afeto ou um sentimento de menos-valia, etc.

Doenças agudas

As que se instalam subitamente evoluem quase sempre para uma cura espontânea ou para a morte. Sua repetição com bloqueios pode evoluir para tornar o processo crônico.

Doenças crônicas

A repetição de um processo doentio caracteriza uma doença crônica que muitas vezes é criada pela intervenção humana na busca da cura de forma que contraria a evolução natural da doença. É comum que as pessoas façam confusão entre doenças agudas e retorno de uma crise da doença crônica. "Vivo resfriado" costuma dizer a pessoa portadora de algum tipo de rinite crônica.

Doenças físicas

Quando o desajuste já se manifesta no corpo físico, diretamente como um acidente ou indiretamente como um processo de somatização.

Doenças mentais

Nem sempre conseguem se exteriorizar no corpo físico. Certas pessoas não conseguem drenar no corpo seus desequilíbrios mentais e desenvolvem doenças extrafísicas: Psicoses, Esquizofrenia, etc.

Neste livro não usaremos a doença mental como referência de reciclagem pela sua complexidade; vamos nos ater às doenças físicas.

Doenças emocionais

As que se originam ou permanecem no terreno das emoções podem ou não se manifestar no corpo. A pessoa que apresenta um quadro depressivo breve como uma reação a determinados acontecimentos é um exemplo.

Doenças aprendidas

Observando o adulto adoecer com resultados de satisfação como receber mais atenção ou fugir de determinadas situações e responsabilidades, o subconsciente da criança arquiva a situação como lucro. Essa tendência passa a existir e a manifestar-se sob o estímulo a determinadas situações e podem levar à morte. De tanto ouvir queixas de dor de cabeça é comum que mais à frente a criança passe a sofrer de cefaleias, etc.

A cura

Construímos nossas doenças, podemos entender que a cura seja a desconstrução da enfermidade. Somos os responsáveis diretos e indiretos pelas tendências, predisposições e doenças. Com certeza, teremos de ser participativos na busca da cura definitiva.

Qualquer tipo de ajuda externa, capaz de curar, tem limites de ação que funcionam apenas até certo ponto e durante certo tempo, depois as doenças retornam ou são substituídas por outras. Há dois tipos básicos de cura: a temporária e a definitiva.

Cura temporária

A cultura nos predispõe a perceber a cura como se fosse algo capaz de ser negociado. As ciências médicas chamaram para si a responsabilidade total de curar as pessoas. Isso sempre foi e sempre será impossível, até porque seria uma injustiça, pois nem todos têm acesso a recursos idênticos ao mesmo tempo. Seria como se a natureza protegesse alguns em prejuízo de outros, o que não ocorre na prática. Nosso presente é a somatória das consequências de escolhas e das não escolhas de ontem, próximo ou longínquo.

A cura temporária pode se manifestar como um equilíbrio passageiro, uma supressão ou bloqueio de sintomas, ou o deslocamento da doença para outro ponto do corpo. Como trocar uma erupção de pele por uma bronquite. Ela tem sua ação de fora para dentro do indivíduo.

Cura definitiva

Nela sempre há a participação ativa do doente. Na mudança de hábitos, eliminação de excessos de todos os tipos, vícios, etc. Além de mudanças no seu padrão de pensar/sentir/agir somado aos recursos externos disponíveis.

Segunda parte

O papel da família na origem das doenças da criança

- *Projeto filho*
- *A consciência de ser pai ou mãe*
- *O preparo para a maternidade e a paternidade*
- *Mecanismo de projeção*
- *Quem é esta criança?*
- *Individualidade*
- *Respeito*
- *Cuidados*
- *Aprendizado de maus hábitos*
- *Pensamento mágico*

Projeto filho

O nascimento de uma criança, segundo a vontade dos pais, pode ocorrer sob duas circunstâncias: filhos desejados ou não desejados.

Planejar é desejar com inteligência, flexibilidade e persistência

Nem sempre os melhores projetos tornam-se grandes realizações. No entanto, planejamento é um conceito chave para que qualquer tarefa seja executada com mais qualidade. Implica desenvolver metas, estudar recursos disponíveis e os que possam ser buscados, preparo e motivação dos envolvidos na execução, reavaliação periódica dos resultados, reposicionamento, e assim, sucessivamente.

Na educação, planejar ou não, pode fazer toda a diferença quando se trata de resultados de boa qualidade.

Neste nosso estudo boa qualidade é: saúde, paz e má qualidade: doença, sofrimento.

Evidente que os pais não podem prever as tendências e os impulsos dos que vão nascer, até certo ponto, pois se estivessem atentos à qualidade pessoal e à da família muitos problemas atuais e principalmente futuros poderiam ser evitados.

Nossa responsabilidade começa a partir da gestação. Filhos saudáveis ou doentios, após o nascer são, até certo ponto, produtos da boa ou má educação; nada a ver com instrução e muito menos, por exemplo, com pais superzelosos, porém com acentuada pobreza de discernir.

Não cabe neste escrito definir e esmiuçar a qualidade e a tipologia dos pais, já que podemos nos posicionar em incontáveis categorias básicas, dentre elas, como aperitivo intelectual, podemos brincar de imaginar pais e mães:

Pós-primatas:

Os interesses básicos não conseguem ultrapassar as próprias necessidades fisiológicas, corrompidas pelas aspirações e induções dos desejos de outros via mídia; nos primatas, ao menos, o instinto materno ainda funciona de forma automática.

Relaxados:

Lights, diets ou modernos, tudo permitem <u>desde que</u> não afete o sossego e desejos de usufruir os prazeres da vida em e sob todos os "sentidos" <u>preconizados</u>.

Relapsos:

Estão razoavelmente capacitados, apenas recusam-se a exercer suas capacidades.

Protetores:

Mantêm o instinto de sobrevivência sob razoável controle emocional.

Consumistas:

Facilmente são incitados ao consumo cego e descontrolado dos bens da vida.

Superzelosos:

Constituem-se de pessoas pobres em soberania emocional: apegadas e possessivas, sua qualidade de discernir está relativamente comprometida.

Alienados:

Lentos no pensar se tornam vítimas do pensar dos outros e seus interesses.

Conceito de qualidade humana

Conceituar qualidade humana é uma missão quase impossível, pois caracterizar a boa ou má qualidade depende dos parâmetros a serem analisados, de quem analisa, da visão de mundo e dos valores do julgador, ou seja, é um conceito subjetivo e relativo. Conceituar a educação de boa ou má qualidade também se torna uma tarefa espinhosa, pois o ser humano, por mais tentativas que se faça, não pode ser padronizado, apenas, relativamente.

Requisitos mínimos para planejamento familiar

Quem deseja planejar ter filhos deve preparar-se para tal tarefa. Tem de questionar os motivos que o levam a desejar. Necessita de algum conhecimento de anatomia e desenvolvimento da criança, de noções básicas de psicologia. Boa vontade em aprender para adquirir a consciência de ser pai ou mãe. Isso é o lógico e o mínimo que se espera.

Quantos candidatos a pais cumprem esses requisitos mínimos?

As limitações do planejamento

Repetimos: nem tudo pode ser previsto. Quando se planeja um filho é impossível prever suas possíveis tendências, impulsos e predisposições. O possível e desejável é estudar e analisar o que pode ser feito para que ele se desenvolva da forma mais simples, fácil e sadia possível.

Planejar também significa aprender a descartar expectativas ilusórias

O planejador que se deixa conduzir pelas fantasias e ilusões manipuladas pela cultura corre o risco de abandonar o projeto.

Planejar um filho é preparar-se continuamente para uma tarefa sem fim, como diz o ditado: "filho criado, trabalho dobrado". A tarefa de pais e mães é meio que eterna, tem começo, mas ninguém sabe quando termina.

Os perigos do planejamento científico

Estudar o cariótipo dos pais, e tentar intervir na gestação, barrigas de aluguel, eliminar fetos com possíveis anomalias..., muitas são as armadilhas para que nos tornemos seres metidos a deuses, mas com sérios problemas futuros. Quem optar por esse caminho deve saber muito bem quem somos nós e o que fazemos aqui, caso contrário, corre risco de efeitos colaterais.

Sinaliza a lógica que enquanto não estivermos suficientemente esclarecidos, o melhor a fazer é pensar muito e analisar todos os possíveis desdobramentos das escolhas, entregar na "mão de Deus" como se diz no popular, e arcar com os resultados, enfrentando os fatos da vida como eles se apresentam (nada a ver com aquele *entreguismo* das crenças na vontade de Deus).

Lógico que não pretendemos ter filhos doentes ou deficientes, no entanto diz o bom-senso que devemos estar preparados, se isso constituir nossa realidade futura. O primeiro passo é aprender a separar doenças relacionadas com um comprometimento mais profundo com a lei de causa e efeito e as do momento ou de aprendizado.

A consciência de ser pai ou mãe

Ser pai ou mãe é uma tarefa para sempre, pois a educação humana é interminável

Quando começamos a pensar e a nos tornar criativos deixamos de apenas procriar. Inteligência é o equilíbrio entre liberdade e responsabilidade.

A responsabilidade dos pais sobre os filhos vai além do que a nossa imaginação ainda pode alcançar. É preciso ressaltar que responsabilidade não é obrigação, é opção e envolve o conceito de maturidade psicológica e amor.

Quem afirma, em certo ponto da vida, que já

cumpriu com sua tarefa de pai ou de mãe está cometendo uma gafe.

As pessoas podem ser: filhas

Do instinto de perpetuação da espécie, apenas. Do instinto e do prazer. Do instinto, do prazer e da emoção. Ou do instinto mais o prazer, emoção, sentimento e inteligência.

Quando um filho é a meta

Antes de se partir em busca desse objetivo, é aconselhável que se dedique algum tempo e recursos ao estudo de algumas questões: Por que desejo ter um filho? Para que desejo o filho? Que expectativas eu tenho com relação a esse filho?

A responsabilidade dos pais é relativa

Mas, exige capacidade de discernir. Estar responsável não é se infernizar quando as coisas não correm conforme o planejado. Muito menos delegar o tempo todo a outros. Como exemplo de que é relativa, podemos citar a malformação congênita; os pais não têm responsabilidade direta sobre o fato. É natural que fiquem frustrados pela quebra da expectativa de um filho lindo e maravilhoso. A qualidade dos pais em uma situação dessas é que vai determinar: ir à luta, encarar a situação e, buscar os recursos possíveis para aliviar ou resolver o problema ou se esconder atrás da máscara da depressão, do sentir-se vítima da vontade de Deus.

*Pais e mães conscientes sabem distinguir a realidade
das ilusões*

Em teoria, quem se candidatou à condição de pai e mãe já atingiu uma idade capaz de revelar certa maturidade psicológica. Não faltam oportunidades de analisar situações, as mais diferentes, entre o que se esperava e a vida real. Quem aprendeu a confrontar sonhos e realidade torna-se mais preparado para lidar com situações que para outros pode tornar-se o fim de sua qualidade de vida. Como exemplo, nós podemos citar a condição dos que têm filhos com qualquer tipo de situação considerada excepcional pela maioria. Fomos treinados a encarar esse fato como um problema, o que nem sempre ocorre, após certo tempo. Esses pais não falharam em nada, talvez seja até ao contrário, simplesmente a sua tarefa de vida é um pouco diferente da maioria. Os candidatos a pais devem inserir no seu planejamento a possibilidade de ter um filho nessa condição, preparando-se para ela. Um detalhe importante: quando nos preparamos para uma coisa, não quer dizer que a estejamos solicitando.

O preparo para a maternidade e a paternidade

Educação é a construção do ser humano

Somos os únicos que se moldam a si mesmos através da educação. Cabe principalmente aos pais a tarefa de conhecer quem está sendo educado. Quem é essa criança? Quem almeja realmente ajudar de forma ativa na educação de seus filhos não pode furtar-se à observação e ao estudo, não necessariamente em livros apenas, mas nas mínimas ocorrências do dia a dia.

Reeducação do adulto

Criar um filho qualquer um é capaz, até os animais criam seus filhotes. Treinado, até um inseto pode. Educado, apenas nós. Nossa participação na educação é vital, e a qualidade dela será proporcional. Quem não desenvolve a capacidade de observar e não gosta de estudar não se capacita a ser um educador, pois ela é contínua. Há uma falha no sistema atual provando que não funciona pela falta de prática de valores, falamos muito e não fazemos. O que significa que precisamos nos reeducar para oferecer uma educação de melhor padrão de qualidade do que a recebida. Se nos posicionarmos de forma sempre passiva cada um sempre dá apenas o que recebeu.

O que seria uma educação de baixa qualidade?

Dentre outras coisas, essa passividade que utiliza a dor, a doença e o sofrimento em doses exageradas para aprender e se educar. Ensinar a criança a adoecer, valorizando a doença ao invés da saúde, é característica de uma educação de má qualidade.

Algumas características dos pais de pouca qualidade

Preguiça de pensar. Medo doentio. Maturidade psicológica não compatível com a idade cronológica. Egoísmo. Falta de identidade pessoal. Pouca soberania emocional. Falta de transparência. Pouca honestidade íntima. Ansiedade e angústia. Dependência química...

Distrações comuns que induzem ao erro educacional

- Uso indiscriminado de desculpas e justificativas.

- Credulidade em padronizações.

- Medo de se responsabilizar.

- Desrespeito à individualidade da criança.

- Má vontade em modificar hábitos e eliminar vícios para bem mais exemplificar.

- Falta de vontade em aprender.

Todos os fatores são interdependentes.

É necessário criar polêmica para desencadear uma sincera vontade de mudar sem criar qualquer tipo de culpa ou de remorso. Portanto, para que tenhamos resultados é preciso avaliar, antes de tudo, nossa honestidade íntima.

Prazer e alegria são fundamentais

Crianças que têm a sua educação facilitada por adultos que sentem alegria e prazer em se autoeducar sinalizam com qualidade de vida que elas estão no caminho certo, e se tornam mais realizadas e saudáveis.

Educar ou facilitar?

Na verdade não educamos, apenas complicamos ou

facilitamos para que as crianças se autoeduquem. Mas, para isso é preciso permitir que aprendam.

Valorizar o que é bom

Estamos sendo direcionados a focar apenas as coisas ruins. Isso é lógico para o tipo de cultura e de valores em que fomos criados.

Se a saúde é um bem e a doença é um mal, por que razão nós valorizamos a doença?

Mecanismo de projeção

Projetamos na figura dos filhos nossos medos, ansiedades, neuroses de posse, frustrações e desejos não satisfeitos. Queremos que tenham o que não pudemos ter e que gozem o que não conseguimos; além de se tornarem o que não fomos capazes.

É uma forma de demonstrar amor, sem dúvida, porém totalmente inadequada em virtude das tendências que demonstramos no dia a dia para o comodismo e a imaturidade. Se alguém faz uma tarefa que é minha obrigação duas ou três vezes, nunca mais a faço, e ai do outro se não a fizer! Eu vou cobrar, eu vou exigir e reclamar sem que isso me caracterize como uma pessoa má ou ingrata, apenas subconsciente.

Quando combatemos tendências dos filhos estamos lutando contra nós mesmos

Projetar-se no outro também faz parte do "efeito espelho". Na vida em família tem sempre um "esfregando no nariz do outro": – Olha você aqui!

Muitos lares são palco de uma guerra não declarada: os defeitos de alguns trombando com os dos outros, e se não estivermos atentos vamos eleger um filho que se pareça com o outro (oponente) como um adversário. – Você é igualzinho ao seu pai! –Está ficando pior do que a sua mãe!

A doença também tem seus aspectos de projeção

A vida é interativa. Nossos pensamentos e sentimentos são projeções de ondas de energia capazes de nos afetar uns aos outros. Muitos pais têm carência de soberania emocional com relação a algumas doenças ou situações e projetam isso em algum dos filhos, criando situações doentias.

Quem é esta criança?

A base de toda a relação educacional adequada entre pais e filhos está na correta resposta a essa pergunta

Um dos princípios básicos da educação é saber a quem se destina. Quais as "verdadeiras" necessidades do educando? Quais os melhores métodos para satisfazê-las?

Estamos falando de educação para a saúde, e para que se possam mobilizar os recursos necessários ao bom desempenho é preciso que os pais assumam a tarefa, ao invés de delegar para pessoas que terão contato com a criança apenas na hora da doença por breves e aflitivos momentos – tais quais os profissionais da saúde. Tentar estudar a criança e suas necessidades dentro do corre-corre do sistema de vida atual parece uma tarefa muito difícil.

Muitos são os enganos ou descuidos que cometemos na execução da tarefa de pais e educadores:

- Basicamente falta definir que: a criança ou educando é um ser inacabado e, não um brinquedo que podemos ligar e desligar quando nos der vontade.

- Aquela criatura: não é uma página em branco; ela traz consigo o esboço de um projeto de vida particular. Um ser único que não pode ser comparado com outros. Merece respeito. Exige cuidados na medida exata e no tempo certo.

As características de personalidade da criança, que são percebidas como inadequadas ou até como possíveis fatores, capazes de trazer sofrimentos, devem ser modificadas na medida do possível e não apenas ocultadas das outras pessoas. Não estamos condenados a carregar para sempre nossas características e tendências, embora no decorrer da existência seja complicado nos livrar de algumas. Devemos tentar perceber o que é viável para mudar e o que se faça necessário.

Estudar é anotar, verificar, exercitar

Compreender a criança não é emitir julgamentos, nem fazer comparações. Ela deve ser orientada a perceber suas emoções, sua forma de agir e de reagir, e a distinguir entre as várias formas de reações os efeitos gerados por cada uma delas.

É preciso criar o hábito de anotar para depois comparar e definir metas de mudanças.

Individualidade

Quando estudamos e respeitamos a individualidade da criança, ela própria conseguirá respeitar-se cada vez mais ao longo do tempo. E respeitar os outros indivíduos para que depois se faça respeitar.

A sociedade tenta padronizar tudo até as pessoas para conseguir comercializar seus produtos e seus conceitos de normalidade.

Comparar a criança com outras

Cada ser humano é uma construção única. As pessoas podem ser parecidas, mas, jamais serão idênticas. Quando se compara uma criança há a tentativa de tirar-lhe a individualidade, de padronizá-la, de enquadrá-la no rebanho.

Até na doença os adultos as nivelam, e algumas são rotuladas de "doentinhas" ou fracas; já que adoecem mais explicitamente que as outras com quem estão sendo comparadas e até demoram mais para "sarar".

A comparada com outras pode fixar um padrão de crenças de que seja doente, inferior, problemática, incapaz, ou melhor, superior...

A educação baseada na ética cósmica é profilaxia em massa

Vacinação bioética é proposta fácil de ser praticada e usada, no entanto, raros são os que se preocupam em levantar a questão e formular práticas. Com certeza esse tipo de vacinação contra cadeia, manicômio, agressão, doença e morte oferece poucos efeitos colaterais e ganhos bem distribuídos. O estado de saúde de um povo é um forte componente de vida equitativa.

Respeito

Muito reclamamos da falta de amor no mundo. Esquecemos que dentre várias outras coisas entram na formação do amor: cuidados e respeito.

O tempo todo nós desconsideramos a criança nas mais simples atitudes do dia a dia. Só para ilustrar, costumamos "fazer seu prato" na hora da refeição. Quantas "gerações prato feito" lutam contra a obesidade e a gula, sem falar das doenças das coronárias, da hipertensão. Motivos? Ao final da leitura.

Se uma parte do que o adulto é foi moldado na infância, uma criança, todo momento desrespeitada, com certeza fará a mesma coisa a si própria e aos outros. Se amor envolve respeito, não possuí-lo implica não ter amor a si própria, e fatalmente não o terá pelas outras pessoas.

Respeito e responsabilidade

Considerar a criança não é fazer-lhe todas as vontades e caprichos. É sentir-se responsável quanto a ela. No entanto, esse sentimento deve ser seguido de ações e atitudes compatíveis. Ela tem o direito de escolher para aprender a vivenciar os efeitos de suas escolhas em situações que possam ser administradas. Logicamente que cabe ao adulto medir os efeitos para que permita que as situações se desenvolvam.

A criança não é um brinquedo

Ela não é um artefato que pode ser manipulado conforme nossos desejos. Logo descobrimos que tem vontade própria e que muitas vezes nos domina.

Cuidados

Cuidar de uma criança não é trazê-la bem vestida, na moda, e admirada, menos ainda controlar sua vida, tentar manipular seu destino. O conceito adequado é supervisão. Devemos supervisionar-lhe o desenvolvimento, fornecendo-lhe as orientações e os exemplos necessários para que se capacite a gerenciar a própria vida e a criar de forma consciente seu destino.

Falta de cuidados

Não a encaramos como um ser em formação.

As preocupações giram em torno de temas básicos

de fisiologia e de sobrevivência.

Somos mal-educados e despreparados para lidar com as crianças. Aceitar isso é meio caminho andado para se chegar a um patamar mais adequado de qualidade humana.

Não interessa de maneira imediata ao nosso estudo abordar o problema das abandonadas, embora com a ressalva de que não há problemas humanos isolados. Se um tem problemas, todos têm. Os filhos bem-cuidados de uns terão forçosamente de interagir com os abandonados ou malcuidados de outros.

Órfãos de pais vivos

O esquema vigente fez com que o número de órfãos de pais vivos aumentasse de forma considerável.

Muitos acreditam que é possível terceirizar a educação, buscando angariar recursos para conseguir pagar o preço que o sistema cobra. Fazem questão de ignorar-lhes as necessidades, fingem pensar que são felizes e realizados quando têm tudo que é ditado pela moda ou pela mídia, tudo que o dinheiro possa comprar. Para as reais necessidades não sobra tempo. Ouvir e participar da realidade das crianças é tedioso. Muitos se assustam quando elas entram na puberdade. Incontáveis os que se perguntam onde erraram, quando o jovem passa a usar bebidas, cigarro ou drogas ou a se tornar um delinquente.

Falta de cuidados provoca doenças

Criança malcuidada não é aquela magra, de baixa estatura, malvestida, soltando vermes, a que fala palavrão e que se comporta de forma inconveniente, etc. Também, é a que não recebe carinho, atenção, orientação para viver: respeitar e cuidar do próprio corpo, educação alimentar, que não sabe distinguir onde terminam seus direitos e começam os dos outros, desconhece seus limites, que não tem disciplina para dormir, acordar, fazer as refeições, etc.

Os erros de alimentação, a fumaça do cigarro dos pais, a carência afetiva, a agressão verbal, as comparações, os conflitos familiares e íntimos da criança são todos fatores capazes de fabricar doenças na criança.

Quando adoecem com frequência acima do habitual, além de eventuais distúrbios ambientais e orgânicos, estão soltando um grito de alerta para suas reais necessidades.

Excesso de cuidados

Será que os cuidados de pais para com os filhos podem atingir os patamares do excesso? Será que um pai e uma mãe podem amar um filho de forma excessiva?

Os que se excedem são normalmente inseguros, possessivos, medrosos, controladores, egoístas, orgulhosos, e desconhecem totalmente o que seja de fato o sentimento amor.

Superproteção é crime tão grave quanto abandono. Abandonada, a criança é obrigada a superar suas necessidades. Superprotegida, fica imobilizada, não consegue desenvolver seu potencial e dominar as experiências de vida que se apresentam. Pais superprotetores subtraem oportunidades de capacitação.

Não Ensine a Criança a Adoecer

A capacidade de adaptação do ser humano é fantástica, a criança superprotegida, em uma redoma, não se capacita a dominar as situações naturais de vida. Como uma flor criada em uma estufa, e que colocada em um canteiro sob a ação benéfica do vento, do sol e da chuva termina morrendo.

Uma das maiores causas de intoxicação do organismo da criança, que conduz a doenças infecciosas e febris, é o excesso de alimentos, guloseimas e medicamentos.

Aprendizado de maus hábitos

Ao nascer já trazemos tendências, impulsos e predisposições, até para os vícios, tanto físicos quanto morais. A predisposição para: álcool, fumo, drogas, e para outros vícios é inata. Na convivência com os adultos a tendência pode ser desenvolvida, reforçada e fixada. O vício também pode ser aprendido mesmo que não houvesse o impulso inicial ou a predisposição. Podemos aprender qualquer coisa, isso é uma característica nossa.

Maus hábitos

À repetição de certas condutas podemos chamar de maus hábitos; maus porque geram efeitos nocivos ao longo do tempo. A diferença entre eles e os vícios é que os primeiros não chegam a causar dependência física ou emocional, e os outros, sim. Podem também se transformar em: compulsões.

São incontáveis, e relacionaremos alguns exemplos para ilustrar. É importante que o leitor faça um levantamento dos seus, para que possa discernir entre os bons e os maus. Pode parecer complicado, mas não é.

Bons hábitos:

São aqueles que sempre ou em qualquer momento geram efeitos agradáveis e saudáveis, jamais são capazes de trazer dor, sofrimento, culpa. Os bons hábitos seguem o curso das leis que regem a evolução de tudo e do homem e são fáceis de ser percebidos por quem tem "olhos de ver" e pensa...

Maus hábitos:

Os que, a princípio, até podem gerar sensações agradáveis, mas depois começam a produzir sensações desagradáveis, tais quais doenças, sofrimentos, etc. Sempre estão caminhando em sentido contrário às leis que regem a evolução.

Exemplo de maus hábitos em saúde:

- Alimentar a criança durante o sono (além de aumentar a possibilidade de refluxo ainda detona com a dentição).

- Reforçar a alimentação noturna cria distúrbios metabólicos, digestivos e alterações no padrão de sono.

- Uso de alimentos e bebidas com estimulantes, como a cafeína e a teína.

- Adoçar a alimentação.

- Ingestão de bebidas gasosas. Habituar a ingerir líquido às refeições.

- Não mastigar os alimentos de forma correta.

- Premiar a criança pelo fato de comer ou usar de chantagem para que se alimente.

Trocar o dia pela noite gera distúrbios a médio e longo prazo.

Tornar-se uma pessoa de vida sedentária pode ser mortal.

Vícios fisiológicos

Alguns padrões de conduta aprendidos inicialmente como maus hábitos podem tornar-se perigosos vícios. O alimentar já provou que pode ser mortal para a qualidade de vida das pessoas. O adulto na sua forma de agir no dia a dia se encarrega de fazer o mesmo com a criança. As pessoas usam o alimento como fonte de prazer, de premiar e de punir.

Vícios sociais

Todo padrão de comportamento induzido pelas crenças da sociedade pode conduzir a vícios de relacionamento social e de valores que ela impõe. Na maior parte das vezes, quando as pessoas se reúnem é para comer, para beber, falar mal dos outros ou jogar conversa fora. Mesmo o que se chama de lazer pode ser altamente lesivo à saúde.

O consumo de cigarros, bebidas, medicamentos, drogas..., é aprendido na vida em família e nas relações sociais.

A importância dos maus hábitos e dos vícios na saúde da criança

A maioria delas não bebe, não fuma de forma ativa, porém filhos pequenos alimentados ao seio de mães que bebem acabam ingerindo álcool. Filhos de pais fumantes inalam a fumaça do cigarro, etc.

O primeiro que se tornará um vício, a que a criança é exposta, é o uso do alimento. Além da quantidade excessiva, alguns componentes são capazes de criar dependência química e psicológica.

Outro que pode virar vício é a ingestão desnecessária de medicamentos. Um moderno absurdo: o uso de remédios preventivos (remediar com o próprio remédio antes que ele possa ser útil).

As crianças se encontram com o organismo intoxicado de alguma forma, o que cria um terreno propício para que os desequilíbrios da energia vital produzidos pelas emoções mal-elaboradas possam desencadear doenças.

Pensamento mágico

O pensamento mágico tão comum da infância persiste durante a vida adulta, com ligeiras variações. A criança crê em bruxas, fadas, Papai Noel, o adulto crê em sorte, azar, milagres, loterias, remédios que fazem nascer os cabelos; que emagrecem; que evitam o envelhecimento; ou a salvação através do consumo de coisas diet, light; etc.

Nós nos esforçamos para não adquirir maturidade apenas para evitar a responsabilidade. Criados entre adultos com esse sistema de viver, nós não aprendemos a assumir. E sempre que as coisas não dão certo nós tratamos logo de buscar culpados externos. Quando é impossível mentir ou atirar a culpa em algo ou alguém, caso nos vejamos obrigados a admitir o erro, usamos o fato como chantagem emocional: ficamos entristecidos, deprimidos, até conseguimos adoecer.

Acreditamos em cura definitiva pela medicina para não aceitarmos a responsabilidade pelas doenças, e frente a esse tipo de postura cotidiana a criança aprende a fazer o mesmo e não aceita assumir-se.

A falta de maturidade pode ser voluntária

Quer queiramos quer não, pensamos e sentimos o tempo todo, de forma contínua. Isso gera escolhas e consequências, dentre elas, a mais comum é a de não escolher, ou a omissão e seus efeitos: dor, sofrer, revolta, morte.

Todo o ser humano cria experiências de forma contínua, no entanto tem a liberdade de aprender com elas, ou repeti-las quantas vezes queira ou se torne necessário. Esse é um dos motivos que faz com que nossas doenças e problemas sempre retornem.

Relação do pensamento mágico com a irresponsabilidade

Tudo tem sua hora e o seu momento. Nem antes nem depois. Na evolução do ser humano não podia ser diferente, como disse o Sábio: *A quem muito for dado, muito será cobrado...* Quando a pessoa já detém um número suficiente de experiências e de conhecimento, a escolha de não usar esses recursos traz consequências pouco agradáveis.

Cultivar o pensamento mágico traz consigo a tentativa de fuga de assumir de forma voluntária as escolhas ou as não escolhas, e a isso damos o nome de irresponsabilidade. Um tipo de atitude que pode ser aprendida por transferência.

A relação entre o pensamento mágico, a doença, e a busca da cura

A sociedade cultiva a crença de que a doença seja fruto de condições que não dependem diretamente do indivíduo e suas escolhas. A negação da lei de causa e efeito, buscando-se sempre culpados externos para as dificuldades e doenças, é que mantém a maior parte dos maus hábitos, vícios e excessos. Parece uma brincadeira de criança, mas negamos a lei de causa e efeito; não é que a desconheçamos, fazemos questão, nos esforçamos mesmo em ignorá-la.

A forma como usamos os recursos de cura espelha

Não Ensine a Criança a Adoecer

bem o cultivo do pensamento mágico e a consequente falta de responsabilidade. Recursos poderosos são usados para manter velhos hábitos, excessos e agressões ao próprio corpo.

Somos treinados desde o nascer a não acreditar na natureza e suas leis, nem no nosso corpo. Perigosamente somos induzidos a valorizar experimentos feitos com cobaias humanas ou não e, ainda pagamos caro por isso, às vezes, até com a própria vida.

Terceira parte

A criança doente

- Tendências da criança para adoecer
- Algumas causas de doenças na infância
- Falta de soberania emocional dos pais frente à doença
- Quem diagnosticou a doença?
- O que fazer com a criança doente?
- A criança com febre
- Como tratar a criança doente
- Aprender com a doença
- Doença crônica é lição não aprendida
- Como repassar o aprendizado com a doença para a criança
- Como prevenir as doenças na infância
- A responsabilidade dos pais
- O papel da escola e dos educadores
- Políticas para a saúde

Tendências da criança para adoecer

A síntese do que pretendemos é ajudar a traçar um perfil de cada criança, quanto às suas características e ao conjunto de tendências, tanto para adoecer quanto para se comportar frente ao meio ambiente que vai participar de seu desenvolvimento, pois cada qual reage frente às influências que recebe de forma particular.

O conhecimento adquirido quando ela é estudada como um ser único e especial pode tornar-se uma eficaz ferramenta de conquista de saúde e qualidade de vida, cada vez mais definitiva para todos, pois somos interdependentes.

Muitos podem ser os recursos à disposição dos interessados nessa tarefa, o mais fácil, simples e gratuito é a observação e reflexão, seguida de um padrão de atitudes de trabalho alegre e prazeroso, dia após dia.

Basta observar

Quando se analisam as tendências familiares, observa-se que não apenas as doenças se repetem, determinadas características tornam-se marca registrada do grupo: as de aspecto físico que constam do mapa genético. As que compõem a personalidade. O padrão de atitudes. As tendências a determinadas formas de comportamento. Os impulsos e as predisposições. Os valores e as crenças.

Parte das que se repetem é patrimônio evolutivo de cada criatura; a outra é herança cultural obtida e transmitida de geração a geração, segundo o mecanismo de transferência, indução ou satisfação de necessidades, e devem ser estudadas para que se possa ajudar a criança na sua formação e educação. Um detalhe importante: estudar a família implica estudar cada um dos familiares, e não fazer qualquer tipo de julgamento ou de crítica.

Tentar traçar um perfil da criança

- Planejar é tudo.

- Anotar é essencial.

- Praticar é vital.

Antes mesmo de nascer ela já começa a dar mostra de suas tendências para adoecer, hoje comprovadas por exames intraútero. O básico da sua personalidade inata, com seu conjunto de impulsos, pode ser sondado mediante a forma de reagir às situações mais básicas do dia a dia vivenciadas pela mãe.

Educar é um projeto que merece a maior atenção e carinho por parte dos envolvidos no processo; não se trata de domesticar, socializar ou entupir de informações, expectativas e desejos inúteis.

Nas atividades que nos envolve o planejamento é básico.

Mas, primeiro é preciso conhecer o que se deseja atingir, e que, acima de tudo, deve ser compatível com as possibilidades do momento.

Avaliação do perfil das doenças físicas:

Ao longo do desenvolvimento da criança é possível identificar quais os órgãos alvo de somatização: garganta, ouvido, intestino, pele, etc.

Tendências das reações psicológicas:

Como ela reage a situações agradáveis e desagradáveis. Exemplo: quando está com fome, frio, sede ou quando sente dor. Quando contrariada qual é sua forma de reagir.

Atitude social e de comportamento:

Impulsos, compulsões e ao padrão de reações sociais.

Durante a doença a criança fornece muitas informações e mais claras para traçar o seu perfil

A doença deve ser vista como uma experiência em andamento, pois em situações que a envolvem, muitas características íntimas que se encontravam ocultas tornam-se visíveis com mais facilidade. Elas sempre fazem parte da personalidade, mas se encontram camufladas e vêm à tona durante a doença.

O erro é trocar a causa pelo efeito; interpretar as consequências como se fossem causas.

Como exemplo: durante a doença a criança não está irritada ou agressiva pelo conjunto de sintomas: mal-estar, dor, febre; apenas, o conjunto de sensações que acompanha a doença evidencia sua natural irritabilidade ou agressividade, características que se manifestam com certa frequência, porém com menor intensidade em situações corriqueiras do dia a dia.

Algumas causas de doenças na infância

Além das tendências inatas e predisposições já abordadas, podemos relacionar uma série de fatores que se somam para tornar a doença uma realidade.

Conhecedores de noções básicas e simples de anatomia humana nós sabemos que somos uma unidade constituída de corpo físico, corpo mental/emocional e corpo astral. Em nosso estudo vamos separar os fatores apenas para tornar mais claras as observações.

Causas físicas da doença infantil

Imaginemos nosso corpo físico como uma ferramenta ou um aparelho usado para a evolução. Quando utilizado segundo o manual do proprietário sua funcionalidade e durabilidade podem ser melhores e maiores.

Principais causas de doenças:

a) Estilo de vida – excessos de todos os tipos:

Vivemos na Era dos exageros, e da pressa, do "quanto mais, melhor". Todos e, até as crianças, comem demais, têm atividades mentais em demasia não acompanhadas do uso do corpo. Isso conduz ao estresse orgânico.

b) Carências:

Vários são os tipos de carências: nutrição, oxigenação, atividade física correta, água, sol, etc. Parece um paradoxo, mas até em decorrência dos excessos apresentamos carências importantes de nutrientes. Um bom exemplo é a dieta: comemos tanto o desnecessário, que não sobra espaço para os alimentos que contêm os nutrientes que o corpo necessita.

c) Intoxicações:

A quantidade a mais de um mesmo tipo de alimento, o uso de adubos químicos em demasia, o envenenamento da agricultura, os aditivos usados na alimentação industrializada. O mau funcionamento do intestino. A soma desses fatores deixa o corpo da criança "preparado" para criar, a qualquer momento, a doença física.

d) Vícios:

Quando se fala em infância, os vícios a serem abordados estão basicamente no terreno da alimentação:

Não Ensine a Criança a Adoecer

- Alimentos que funcionam como drogas e causam dependência química.

- Descalcificação.

- Obesidade.

- Aumento de colesterol.

- Diabetes.

- Cálculos na vesícula biliar.

- Alergias. De cada dez pessoas oito ou nove já apresentam rinite ou sinusite.

- Predisposições para dependência química de qualquer tipo.

- Falta de uso do corpo. A vida sedentária é um forte atrativo para muitas crianças.

- Acidentes. Algumas crianças tornam-se mais propensas do que outras a sofrerem acidentes.

e) Respiração:

Respirar não é apenas inalar ar. O que se respira, vai do clima atmosférico ao emocional ou energético. Filhos de pais fumantes ou que foram criados em ambientes insalubres correm risco. Da mesma forma, os que se desenvolveram em um poluído clima de antagonismo emocional dos pais e da sociedade em que vivem.

f) Problemas ambientais:

O meio ambiente em que nos desenvolvemos abrange aspectos tais quais: insalubridade do ar causada por fumaças, poeiras, perfumes, odores, ácaros..., enfim, tudo que se enquadra no grupo do que pode ser inalado. As mudanças térmicas bruscas produzidas pelo clima ou o uso de gelados, ventilador, ar condicionado, ambientes malarejados, úmidos, etc. As dietas, as vacinas, as radiações emitidas por aparelhos os mais variados, a perda de qualidade da água, etc.

Causas psicológicas das doenças na criança

Estudando a anatomia e a fisiologia energética do ser humano nós descobrimos que cada unidade pensamento/sentimento é uma onda de energia emitida, capaz de interagir com outras, em um mecanismo de sintonia que sempre retorna ao emissor. Daí a importância de se traçar um perfil psicológico da criança para poder resolver problemas de doenças que se repetem.

Algumas das origens:

Conjunto dos aspectos que formam a personalidade: orgulho, raiva, intolerância, impaciência, medo, ansiedade, etc. Doenças que se repetem, podem oferecer pistas de como o indivíduo adoece e que tipo de emoções não consegue elaborar corretamente.

Conflitos emocionais:

Tanto podem ser íntimos quanto de relações. Exemplo: uma criança está para viajar com os colegas da escola e vai ficar longe dos pais pela primeira vez. Se ela souber com absoluta clareza que quer mesmo ir, o sorvete que tomou e que produziu um início de coriza não será capaz de fazer com que ela apresente febre, tosse, etc. Porém, caso ela esteja em conflito entre o desejo de ir e o de não ir ou o medo, fatalmente adoecerá até mesmo antes de ir, frustrando o projeto ou durante o mesmo.

A criança submetida a um conflito emocional entre pais que brigam ou estão se separando fará com que a criança adoeça com mais facilidade do que nas relações estáveis.

Carência afetiva:

A criança mal-amada ou que não recebe demonstrações de carinho físico ou verbal adoece mais do que as outras. Isso é mais comum do que se pensa. Comprar tudo que a criança deseja não substitui o verdadeiro afeto, que é troca de energia.

Cobranças:

As que de forma precoce aprendem a se cobrar de forma exagerada, ou são cobradas pela família com frequência adoecem mais; ou aprendem a usar a doença como álibi ou justificativa para o que consideram fracasso.

Dificuldades em se relacionar:

Doenças que foram aprendidas como meio de controlar ou fugir de situações ou pessoas. A criança que se relaciona com dificuldade com as outras pessoas está mais exposta a adoecer.

Causas de doenças derivadas da interação de energia

Funcionamos tal e qual uma estação de transmissão e recepção de energias. Nessa incessante permuta afetamos e somos afetados.

Pessoas e ambientes podem fazer com que a criança adoeça. Muitos pais que se dizem cépticos quanto a possíveis envolvimentos entre doenças e distúrbios energéticos externos, quando a "situação aperta" levam seus filhos para benzer, tomar um passe, uma aplicação de reiki, ojurê, etc. Juram que não acreditam, mas usam.

Situações de interação de energia capazes de adoecer a criança

Medo doentio com relação a doenças e, em especial, com determinadas crianças e doenças. Essa causa é mais comum do que se imagina. Em algumas famílias, elas adoecem mais do que as outras, e demoram mais para se restabelecer.

Insalubridade e energias de ambientes

É comum que crianças ou até adultos adoeçam depois que se mudaram, para certos lugares, ou mesmo dentro da própria casa ao mudar de um para outro cômodo, ou mudar a cama de lugar no mesmo quarto... – como explica a Geobiologia.

Locais onde as pessoas gritam muito; falam palavrões; discutem com frequência e vivem em desarmonia

Não Ensine a Criança a Adoecer

tornam-se insalubres para as pessoas e animais, especialmente para as crianças.

Roubo ou sequestro de energia

Nas relações entre as pessoas se não vigiarmos, poderemos agir como vampiros da energia dos outros ou permitir que outros sequestrem nossa vitalidade.

Falta de soberania emocional dos pais frente à doença

Todos nós dispomos de potencial para elaborar de forma racional as emoções, apenas a forma de desenvolver essa capacidade é que difere, pois se trata de uma conquista como todas as outras.

Estar soberano nas emoções significa não perder a capacidade criativa naquele momento nem o domínio sobre a situação.

Conseguimos uma soberania emocional doentia, porque exagerada com relação aos que consideramos nossos rivais ou inimigos. Neles, somos capazes de perceber na sua mais absoluta clareza a lei de causa e efeito: – "Bem feito, ninguém mandou fazer isso ou aquilo...". Mas, quando se trata de enfrentar nossas dificuldades emocionais íntimas e dos "mais chegados", a situação se complica novamente pelo exagero que se transforma em forte apego; daí nós nos desesperamos, nos deprimimos, ficamos angustiados ou em pânico.

Soberania emocional ainda é paradoxo

Para muitos, esse padrão de agir ainda soa à frieza, falta de calor humano e de humanismo. Quanto mais desequilibrada seja a pessoa em suas emoções, mais ela tenta vender a ideia de que o seu descontrole é sinal de amor, de um imenso amor. Quando de verdade, é pura falta de educação nas emoções e nos sentimentos.

Desenvolver a arte da serenidade é aprendizado. As crianças que se desenvolvem em ambientes onde as reações emocionais são mais elaboradas, desenvolvem uma capacidade de soberania emocional que as ajudará a manter mais qualidade de vida e de saúde. Pois, a falta de controle das emoções é fator capaz de provocar doenças íntimas e de transmissão de uns para os outros, seja em curto, médio ou longo prazo.

Como manter a soberania emocional frente à criança doente?

Essa forma de agir parece difícil, até impossível, mas não é. Primeiramente, é preciso definir quem somos e o que fazemos aqui. O entendimento desse fato nos leva a compreender e a lidar bem mais com a perda, ou até com a morte. Daí em diante, começa a ficar mais claro que não somos donos de nada nem de pessoa alguma; e que, não se pode perder aquilo que não se possui. Depois, é preciso conhecer o ser humano e entender as razões pelas quais se adoece. Na sequência, é vital estudar cada experiência de doença que tivemos em nós ou com quem tivemos contato.

Não Ensine a Criança a Adoecer

Porém: estar soberano nas emoções quando se tem um filho doente não quer dizer que não devamos buscar todos os recursos disponíveis para que a saúde dele se restabeleça.

Problemas que podem decorrer da falta de soberania emocional dos pais frente à criança doente

Não buscar os recursos corretos, na medida exata e na hora oportuna. Perder oportunidades de responsabilizar a criança, quando a situação da lei de causa e efeito é muito clara; pois, perde-se a oportunidade de aprender com a experiência que a doença traz consigo e, a dominá-la em um futuro próximo.

A angústia doentia dos pais é capaz de atrapalhar o equilíbrio emocional do profissional de saúde que atende à criança. Pensar, raciocinar por opção é bem diferente de fazê-lo sob a pressão de resultados, em certos momentos, quase sempre fora do alcance do profissional. O que, em muitas situações pode levar a uma quantidade de medicamentos excessiva capaz de intoxicar ou de produzir efeitos colaterais, fato que contribui para que o quadro da doença torne-se mais complexo dificultando a resolução futura.

Quando desenvolvermos mais soberania emocional todas as internações de casos que poderiam ser tratados em casa vão diminuir.

Quem diagnosticou a doença?

Qualquer pesquisa relacionada com essa pergunta vai receber mais ou menos 95% de respostas de que foi o médico.

No entanto, quem fez o diagnóstico de que a criança está doente foi a vó, a tia, a vizinha, a amiga, o pai ou a mãe; qualquer pessoa. Pois, quando a criança chega ao médico já está "rotulada" de doente; esteja ou não.

Doenças agudas ou crônicas à parte; o diagnóstico da criança "estar doente" em sua primeira fase é socioeconômico, cultural, pessoal, familiar baseados em padrões ditados pela cultura.

Será que a criança está mesmo doente?

É possível que seus sintomas sejam apenas processos orgânicos defensivos em virtude dos hábitos e do estilo de vida imposto a ela?

– Nossa! Como ela é magrinha! – Você não está cuidando bem dessa criança, leve-a ao médico! – Ele é o menor da turma! Faça um tratamento nele! – Como ela está pálida, deve estar com anemia! Muitas são as formas de uma criança ser rotulada de doente pelas pessoas. Se tratada como tal, o padrão de atitudes de um doente na sociedade em que vive será adotado por ela.

A falta de respeito para com o biotipo e as características de cada criança é um fato muito comum. Muitas doenças são criadas a partir de intervenções desnecessárias. O processo cultural tem um peso considerável em situações desse tipo.

Não Ensine a Criança a Adoecer

O que fazer com a criança doente?

Sempre que possível é preciso que seja feito um diagnóstico clínico para evitar possíveis recaídas e complicações. Especialmente em locais de pronto atendimento nem sempre o médico pode, em um primeiro instante, definir um com absoluta certeza; apenas é possível trabalhar com hipóteses diagnósticas baseadas nos dados fornecidos e nos recursos disponíveis.

Mais conscientes dos mecanismos que envolvem a doença, as famílias buscam os recursos corretos com a tranquilidade necessária sabendo de antemão que médicos não são mágicos nem os recursos milagrosos. Nessa condição, cada um sabe seu papel e como se posicionar.

Quando se trabalha com a criança sob a perspectiva de doença, a cada um cabe um papel

Muitas vezes, alguém em torno aventura-se a curar: a automedicação ou a repetição de medicamentos que funcionaram bem de outra vez ou no irmão podem tornar-se um fator capaz de complicar tanto o diagnóstico correto quanto o próprio tratamento. Ao profissional cabe: o diagnóstico, o encaminhamento se necessário, a internação quando é preciso, ou o tratamento.

Aos familiares: a responsabilidade de tentar manter o equilíbrio nas emoções, para ofertar um relato claro do que ocorreu e dos sintomas. Além de manter a calma no trato com a criança, e lógico, seguir as recomendações.

Racionalizar

Mesmo em situações de relativa emergência é possível e necessário manter o comando da racionalidade. Muitas pessoas conseguem nos momentos de extrema aflição manter a calma, mas desabam quando a situação já está sob controle –, menos mal para a criança doente.

Na sequência das experiências que envolvem a doença, tanto pessoal quanto familiar, ou nas outras pessoas, torna-se possível, caso haja boa vontade, discernir com tranquilidade o que fazer e a quem buscar, na hora certa e de forma adequada.

Intuição

Sempre é possível dar uma chance para o desenvolvimento da intuição que pode nos ajudar a tomar as decisões mais acertadas.

A mulher detém capacidade intuitiva mais aflorada do que o homem; é a voz do coração de mãe. Não é aconselhável desprezar a intuição materna nas doenças infantis, não necessariamente segui-las, mas devem ser verificadas. Muitas mães sem que o saibam fazem diagnósticos mais precisos do que muitos aparelhos.

Os tratamentos sempre devem ser finalizados

Melhorou, parou com o tratamento.

A cultura da linha de montagem industrial do bloqueio de sintomas pelas drogas naturais ou artificiais criou o condicionamento de associar sintomas com doenças.

Quanto mais intensos, pior a doença.

Sumiram os sintomas, o doente está curado.

É comum que, passada a situação mais aguda, deixemos de lado as recomendações ou que terminemos os tratamentos. Essa atitude pode trazer complicações futuras à saúde da criança, especialmente, quando em uso de antibióticos; pois é um dos fatos que mais contribui para o desenvolvimento da resistência das bactérias, complicando a situação do tratamento em uma infeção subsequente. A resistência bacteriana é importante causa de complicação em doentes internados. Nós vivemos em um mundo interativo; daí se não faço minha parte em seguir o tratamento de forma correta afeto a vida de outras; exemplo: uma pessoa hospitalizada para um simples procedimento médico pode contrair uma infeção em uma rápida passagem pelo ambiente hospitalar.

Clareza e honestidade são fundamentais no trato com a criança

É comum que a enganemos quanto aos procedimentos a serem adotados, seja para diagnóstico ou para tratamento. Esse tipo de atitude atrapalha tanto a cooperação para que os exames sejam de boa qualidade, quanto dificulta a sintonia e a afinidade entre o profissional e o paciente – tão importante na cura.

Não é raro que, pais com carência de soberania emocional discutam na frente da criança possíveis culpas quanto à doença dela. O clima de animosidade com certeza prejudica seu restabelecimento.

Quanto menos familiares negativistas tomarem conhecimento da doença da criança melhor para ela e para todos

Pois:

Já conhecemos o poder que as ondas de pensamento, sentimento e exemplos têm de afetar a saúde e o restabelecimento das pessoas. Quanto menos vibrações de "baixo astral" atuando sobre a criança melhor, desde que isso não cause desavenças e animosidade entre os familiares. No reverso da moeda: vibrações e orações de pessoas de alto astral podem provocar efeitos incríveis no auxílio ao restabelecimento.

A criança com febre

Segundo conceitos dominantes, um que foi "plantado" pela indústria da doença e da cura em nossa cabeça é que o sintoma febre esteja sempre associado a uma infeção e que sempre pode levar à morte. A maior parte das pessoas desconhece os mecanismos da febre. Acredita-se que se ela não for interrompida pode "cozinhar o cérebro das pessoas" ou produzir convulsões em todos ou até matar. Poucos se aventuram a explicar que a febre não mata; apenas o que a gerou pode fazê-lo.

Nosso corpo é um mecanismo perfeito, a reação febril não é uma falha a ser corrigida; é uma reação orgânica com importantes funções: um sinal de alarme estimula as reações de defesa orgânicas; inibe o desenvolvimento dos agentes tais quais: bactérias e vírus, etc.

Qual a razão das crianças terem tantas doenças febris?

As transformações psicológicas as quais nós estamos submetidos na infância são muito rápidas e intensas. Associado a uma persistente intoxicação propiciada pelo tipo de dieta inadequada, padronizada, desbalanceada, com excesso de determinados tipos de nutrientes e carência de outros, mais o envenenamento da agricultura com defensivos agrícolas e adubos químicos, acrescente-se a parafernália dessas coisas que entram na composição dos alimentos industrializados. E, quando a criança adoece para se libertar das toxinas, ela ainda é obrigada a ingerir produtos farmacêuticos que apenas bloqueiam os sintomas sobrecarregando o sistema de eliminações. A repetição desse padrão de atitude leva à busca de alternativas; mas não resolverão o problema; caso não haja mudança de hábitos e atitudes.

Nada na natureza é desperdiçado, como disse o Sábio: "Bem aventurados os aflitos". A repetição das moléstias febris tem função pedagógica que, se aproveitada, pode levar os adultos a adquirirem mais soberania emocional com relação às doenças deles e das crianças. Porém, a forma descuidada de viver que nós aceitamos e a credulidade impede que aprendamos mesmo submetidos a tantas experiências repetitivas.

Surgiu a febre o que fazer?

É preciso que se faça o diagnóstico, sempre.

O estado geral da criança e o equilíbrio emocional dos pais é que podem indicar a urgência da busca do atendimento médico. O estado geral dela e sua forma de reagir a estímulos corriqueiros é um fato a ser considerado quanto à urgência. Recém-nascidos e as crianças até dois anos não desenvolveram ainda uma boa capacidade de localizar infeções, nesses, a busca da causa da febre exige mais cuidados e prontidão.

No período de incubação das doenças "infeciosas" nem sempre se consegue identificar a causa, ou onde está localizado o foco gerador. O médico não tem condições de fazer o diagnóstico sem que o processo esteja já localizado, pois não dispõe de bola de cristal e os exames à sua disposição nem sempre ajudam em um primeiro momento; como acontece nos locais de pronto atendimento.

A pressa e a angústia de alguns pais em se livrarem da febre, somado ao medo que o profissional tem de ser rotulado de incompetente, faz com que muitas crianças sejam medicadas de forma excessiva e inadequada nessas situações.

A febre nos conceitos populares

Algumas pessoas se orgulham de não fazer febre mesmo em doenças graves. Quando isso é motivo de preocupação; pois sinaliza uma reação lenta da imunidade.

Febre alta sempre indica doença grave:

Nem sempre a intensidade da febre indica gravidade da moléstia; pois algumas pessoas têm um poder de reação orgânica mais pronta e fazem picos de febre mais elevados.

Há uma correlação pouco observada entre temperamento e picos de febre. Os chamados temperamentos sanguíneos reagem prontamente até na reação febril.

Eventualmente alguns tipos de infeção geram febres mais elevadas.

Febre alta pode produzir convulsão.

Não são todas as crianças a fazer convulsão febril, e as que convulsionam tanto o fazem com febre alta ou baixa, e, esse tipo de problema pode ser tratado e caso não haja nenhum problema neurológico congênito, desaparece por volta dos seis anos.

Na febre é preciso dar banho frio.

O choque térmico pode ser lesivo aos interesses do organismo, provocando distúrbios e alergias.

Algumas correntes de terapias alternativas usam o oposto; agasalham a criança para que a transpiração logo se instale, a febre ceda, e com bons resultados.

Todo pico febril tem um teto máximo que não é ultrapassado caso não seja bloqueado. Para os mais desconfiados com relação às leis da natureza em se tratando da febre, basta raciocinar que o antitérmico tem apenas algumas dezenas de anos de descoberta enquanto o homem sobrevive à febre desde milhares sem desaparecer.

Ensinamentos que os adultos podem tirar do estudo da experiência da criança em estado febril

O adulto pode treinar o **respeito** pela criança e **entender suas necessidades:**

*Com febre a primeira coisa que surge é a **falta de apetite***

O organismo necessita desintoxicar-se.

Mas para o adulto educado neste sistema: respeitar a recusa alimentar é uma coisa dolorosa.

O maior dano é que se havia educação alimentar: nessa fase do processo febril ela foi para o espaço, pois de forma insistente o adulto oferece à criança os substitutos da dieta normal ou guloseimas, que funcionam até como prêmio capaz de levar ao aprendizado da doença. E pronto: como efeito colateral desse distúrbio educacional está sendo fixado o apetite seletivo.

<u>Não ensine a criança a adoecer premiando a doença com guloseimas.</u>

Necessidade de repouso

Antes ou durante a febre, a criança diminui instintivamente as atividades na tentativa de recomposição orgânica; isso perturba muito os adultos que se queixavam da criança não parar quieta, e na vigência da febre, tentam estimulá-la a brincadeiras, e aumentam de forma súbita e desordenada a atenção e até o carinho.

**Não dê mais atenção e carinho ao seu filho apenas porque ele está doente.**

Aumento da sede

Para evitar a desidratação, repor as perdas pelo suor e pela febre e auxiliar na desintoxicação.

**A criança precisa de água e não de "suquinhos" – não premie a necessidade de água da criança doente com guloseimas líquidas.**

Aumento do suor

A transpiração excessiva é um recurso que o corpo usa para desintoxicar-se mais rápido.

A doença febril é um divino recurso pedagógico

Reforçar o processo febril nos caracteres gráficos foi apenas uma forma de chamar a atenção à maneira natural que a vida usa para nos trazer de volta à realidade e à verdade.

Nas doenças febris é MUITO mais fácil identificar a relação de causa e efeito e pode ajudar a perceber como a criança deve ser responsabilizada pela sua doença.

Mas:

É preciso que o adulto fique atento para não

desperdiçar essas oportunidades, quando surjam. Que tenha olhos de ver; ouvidos de ouvir e cérebro de pensar.

Como tratar a criança doente

Somos habituados a perceber a doença como algo ruim ou punição; no entanto, ela não é nem boa nem má; apenas absolutamente necessária para nos despertar a respeito de quem somos nós e o que fazemos aqui.

Muitas são as suas funções

Dentre elas, nos mantermos vivos; pois, não fosse ajuda dela, poucos ultrapassaríamos a barreira dos trinta anos.

Funciona como um alerta: não se exceda; cuidado com os abusos, respeite-se.

Ou como um excelente indutor de aperfeiçoamento da personalidade: é uma doença que nos ajuda a desenvolver a humildade, outra que estimula a paciência, ou a perseverança..., cada uma delas tem sempre uma finalidade positiva; jamais, apenas punitiva.

Complicado é analisar essa situação apenas no momento em que se apresenta. Lógico que todo um treinamento de muitos anos, baseado em conceitos inadequados sobre a doença, irá necessitar de algumas tentativas frustradas na hora 'H' da doença ou da morte, até que nosso subconsciente arquive novos conceitos e posturas mais lúcidas e inteligentes.

DOENTES SÃO VÍTIMAS?

Algozes?

De quem?

A doença transforma-se em um paradoxo devido à nossa pouca maturidade psicológica e falta de soberania.

Além disso, nós a percebemos através das lentes da visão do pensamento mágico, como se fosse questão de sorte, azar ou destino e passamos a tratar a criança doente como se a premiássemos pelo fato de ser uma pobre vítima.

Esse padrão de atitudes, geração após geração, reforça o valor cultural que tem em nossa sociedade. Ela tem valor máximo e a saúde tem valor mínimo. Esse é o motivo principal que leva as pessoas a valorizar o estado de saúde somente após tê-lo perdido.

Desenvolver o equilíbrio emocional é fundamental para lidar com a criança doente

A reeducação das emoções, a reavaliação do sistema de crenças quanto às razões para viver e, tudo que diz respeito à saúde, doença e cura, são fundamentais para interagir de forma mais correta com a criança doente e ajudá-la a criar um sistema de crer e desacreditar mais coerente e inteligente, no qual a saúde tenha um valor máximo e a doença um valor mínimo.

A criança doente ou não, precisa ser tratada com respeito e cuidados

Quem ama cuida e respeita.

Quando ela adoece deve ser tratada com equilíbrio emocional para que possa aprender com suas doenças.

Para tanto necessita ser assistida e receba permissão para compreender as razões da doença e a se responsabilizar.

Ela deve ser auxiliada a perceber que a doença não é nem boa nem ruim, apenas aconteceu, é uma experiência em andamento e deve ser solucionada. Que cada fase tem o seu tempo de desenvolvimento e que não adianta entrar em histeria para que uma dor seja suprimida, por exemplo.

É imprescindível que fique muito claro o que seja respeitar a criança doente:

Respeitá-la é acima de tudo permitir que aprenda.

Intervir com sintomáticos, às vezes, é falta de respeito. Na medida do possível e sempre com bom-senso deve-se permitir que "curta", que vivencie uma febre, uma dor de barriga, uma coceira, uma crise de espirros de nariz entupido ou de tosse. Desde que lhe seja explicado a origem de tais sintomas.

Alguns aspectos sobre aceitar a tentativa do corpo da criança em "sarar":

O corpo humano é fantástico; quando doente ou estressado o organismo pede um tempo para se recompor, porque precisa ser respeitado. Quando a criança adoece todo o metabolismo e as atividades diminuem: some o apetite, surge o mal-estar que pede repouso.

Nesse ponto, começam o desrespeito e as tentativas de suborno:

– "Coitada".

– Essa criança está tão "abatida", coitada.

– "Olha as olheiras dele...".

– "O olho está lá no fundo...".

– "Come um pouquinho só meu filho...".

– "Dá um sorriso para a mamãe...".

– "Olha aqui, aquele brinquedo que você queria...".

– "Se você melhorar logo vou te levar naquele lugar que você quer ir...", etc.

Cuidados a serem tomados para não valorizar a doença

São tão simples que assusta:

Espere sempre que a criança emita suas queixas.

Muitas vezes ela vai dizer que sente o que você está perguntando apenas porque podem pensar que ela esteja fingindo.

Aprenda a ouvir sem interferir.

Não valorize as queixas nem tampouco lhe tire o valor.

Nunca diga que o que ela está sentindo não é nada ou que é da "cabeça" dela.

Nunca pergunte sobre sintomas. Ela pode perder o referencial entre o que é real e o que é imaginário.

Na criança, cujo subconsciente já usa a doença como forma de receber mais atenção ou para compensar frustrações, é necessário que o adulto aprenda a separar os sintomas imaginários dos reais. Uma forma das mais simples é o recurso do uso do placebo – pode ser usado: água com açúcar, chá, vitaminas, etc.

Caso as queixas desapareçam com o placebo os sintomas ainda estão no terreno da fantasia.

Não dê mais atenção, agrados e afagos na doença do que quando está saudável.

Essa atitude banal é primária.

Evite envolver muitas pessoas nos cuidados ao doente.

A maioria dos em torno vai sabotar suas intenções de desenvolver responsabilidade e aprender com a doença.

Não Ensine a Criança a Adoecer

Adoecer não é sinônimo de repousar, descansar.

Apenas em condições excepcionais deve ser afastada de suas tarefas, como ir à escola.

Emita sempre conceitos de ânimo e de cura.

As palavras detêm poderes inimagináveis. Através da motivação é possível acelerar o processo de cura.

Procure sempre meios de responsabilizá-la quando possível.

Nem sempre a medique, pois ao aliviar ou suprimir sintomas perde-se o referencial para discernir e assumir a responsabilidade, além da oportunidade de refletir acerca de suas escolhas.

Aprenda a discernir entre doença e conjunto de sintomas passageiros decorrentes de atitudes inadequadas.

Só não aprende quem não quer: pois possibilidades para isso nunca faltam; basta desenvolver a boa vontade em aprender ao longo das muitas situações de doença que aparecem no decorrer da existência.

Quando possível aguarde a sequência natural do processo de resolução sem interferir.

Esse tipo de atitude a ajuda a adquirir comando sobre sua vida, suas escolhas, seu corpo.

Ajude-a entender que se ela consegue criar as condições necessárias a desenvolver uma gripe ela descobre que primeiro vem o mal-estar, a dor no corpo, a febre, e depois a fase catarral e a convalescência. Essas fases podem, às vezes, estragar alguns de seus planos como uma viagem, um passeio, uma festa. Esse tipo de experiência é capaz de aumentar os cuidados e entender aos poucos como seu corpo e sua mente funcionam; basta que a criança seja convidada ao raciocínio. Questões simples como: Já percebeu que a ansiedade lhe faz adoecer?

Ajude a criança a focar e a perceber cada sensação de desconforto para que perceba as de prazer.

- Quais os fatores de melhora?

- O que faz piorar ou desencadeia sintomas? Em que períodos do dia ela melhora ou piora? (grande parte dos adultos não sabe nem explicar ao médico o que sente).

- Ajude-a mudar o foco, quando ela centrar sua consciência apenas nos sintomas; tente desviar sua atenção para outras coisas.

Não Ensine a Criança a Adoecer

• Nunca comente sobre suas doenças na presença delas. Costumamos imaginar que estejam distraídas, mas o radar do subconsciente está ligado o tempo todo.

• Procure acalmar-se realmente, pois quando nossa postura corporal e nossas atitudes desmentem as palavras a emenda fica pior que o soneto.

Aprender com a doença

Antes de tudo é preciso aprender.

Cada uma delas traz claros recados ao doente. Indica com clareza que a forma de pensar, de sentir e de agir está em discordância com o potencial e capacidades.

Na infância cabe aos pais desenvolverem observação de si mesmos e da criança, para depois engajar os filhos nessa tarefa, que muitas vezes pode ajudar a acelerar todo o processo de cura e contribuir para evitar reincidências.

A doença deve ser encarada como um alarme

Qualquer situação que possa trazer como resultado a sensação de dor ou de sofrer físico ou moral deve ser aproveitada para aprender com muito cuidado. Pois, assim como bem e mal são relativos, saúde e doença também. Nenhuma situação deve ser desperdiçada. Antes de tudo, devemos assimilar a ideia de que doença não deve ser apenas combatida, mas explorada em suas potencialidades de tornar-se útil. Ninguém duvida nem questiona que, o melhor caminho para todos seria a evolução baseada no desenvolvimento da inteligência com alegria e prazer, sem dor, sem sofrimento, sem doença. Então, enquanto isso não acontece, é proibido desperdiçar os recursos do caminho que escolhemos para progredir sob pena de nos transformarmos em contumazes sofredores.

Uma série de fatores contribui para que a evolução seja passiva, lenta, sofrida, doentia

A precária condição psicológica. O sistema de crer em que predomina o pensamento mágico: sorte, azar, destino, milagres, Deus quis assim. O tipo de educação utilitarista. A falta de clareza na percepção das emoções. Ignorar quem somos e, outros.

O caminho da passividade transforma o sofrer em importante ferramenta para progredir; pois quando os acontecimentos estão sob relativo controle é comum que estacionemos em velhos hábitos e formas de conduta, até criarmos as crises necessárias à mudança de postura. Até novas doenças ou recaídas fazem parte do arsenal pedagógico. Para ilustrar: costumamos não finalizar tratamentos; esse é um dos fatores que ajudaram a criar o fenômeno da resistência das bactérias aos antibióticos.

Como usar a doença para aprender

Deve soar como sirene que avisa o momento de parar para pensar; momento de recolhimento íntimo.

A técnica é simples, basta escolher um lugar calmo, se possível. Tentar relaxar. Meditar ou orar para melhorar o padrão vibratório. Em seguida, analisar:

a) Que pensamentos se repetiam no período que antecedeu a doença?

Positivos, negativos (arquitetando vinganças, retaliações, medo), obsessivos, compulsivos, etc.

b) Que emoções acompanhavam esses pensamentos?

Construtivas ou destrutivas?

É importante que aprendamos a separar as emoções umas das outras e com honestidade. Aprendemos a ser desonestos na sua avaliação, como exemplo: determinada situação trouxe o ódio com desejos de vingança, mas a educação recebida faz com que tal sentimento seja "maquiado" pela razão e interpretado como simples mágoa.

c) Que situações ambientais, alimentação, clima..., podem ter contribuído?

Doença crônica é lição não aprendida

As atitudes que a antecedem devem ser estudadas, analisadas e confrontadas. A repetição seguida da mesma doença ajuda a entender como funcionamos, e a encontrar a saída do labirinto dos nossos esconderijos subconscientes.

Esse sistema pode ser usado tanto na forma aguda

de adoecer quanto na forma crônica. O conjunto de sintomas que se repetem com mais frequência conduzem a uma forma mais rápida de entender. Como exemplo: dor de cabeça que se repete a cada pensamento obsessivo de preocupação, do medo de que as coisas não aconteçam conforme se espera, associado à ingestão de determinados alimentos como laticínios, frituras, doces, etc. (É preciso atenção para identificar o conjunto de situações; pois determinados tipos de alimentos desacompanhados de determinados pensamentos e sentimentos não provocam a dor de cabeça).

É preciso fazer experiências

Quando desconfiamos que um processo esteja sendo instituído, é preciso comprovar, para tanto, basta repetir de forma voluntária e planejada o conjunto de pensamentos, sentimentos e atitudes. O pensamento e a ação podem ser planejados; já a forma de sentir é mais complexa, portanto é preciso dar o devido desconto, se a situação planejada não corresponder às expectativas iniciais.

Para que o subconsciente incorpore o fato é bom repetir a experiência várias vezes.

O meio-termo cria conflitos

Pensamentos obsessivos e compulsivos são vitaminados pela teoria da moderação, do só um pouquinho não faz tanto mal. Buscar um falso equilíbrio cria conflitos que tiram a paz, a alegria e a saúde. É como saber que se caminha para o fim fora de hora, mas devagarinho. Na estrutura de nossa personalidade o instinto, a razão e a emoção ainda não concordam, e caso haja descuido, os conflitos podem tornar-se demorados, camuflados, portanto mais perigosos. Nenhum dos componentes da nossa personalidade é melhor ou mais importante do que o outro; no entanto, o comando é da razão, ela é que nos caracteriza e se lhe negamos os recursos necessários para assumir o controle, o fim sem a devida consciência se acelera.

Como exemplo, vamos citar uma situação que se repete diariamente. Em uma família os pais descobriram o mal que causa o uso de refrigerantes, e sem pensar determinam: – aqui em casa, a coisa mudou: refrigerante só de fim de semana ou em festas!

Não poderiam tomar pior decisão:

A proibição na infância gera a necessidade de ser contrariada; o adulto deve se lembrar da busca do seu espaço. Precisamos ser ensinados a encontrar limites, para isso necessitamos ousar, discordar, enfrentar, para ver o que acontece.

A contenção dificulta perceber o porquê daquela decisão. Incapaz de racionalizar para compreender, pois sistematicamente, é impedida de sentir a experiência do que é nocivo e do que faz mal, a criança encara a proibição e a contenção como capricho do adulto, só para provocá-la e isso vai estimular a busca da quebra de limites, a atitude de enfrentar contrariando. Ou que é pior, conduz ao hábito da camuflagem do fazer escondido, do mentir, da pouca honestidade íntima ou de relação.

De outro lado, espelhando o círculo vicioso da

educação vigente, não é raro que adultos façam, comam ou bebam escondido; o que proíbem aos filhos; alguns impedem que eles tomem refrigerante; mas bebem cerveja ou qualquer bebida alcóolica.

É o vício da "droga pedagógica": "faça o que eu digo, mas não faça o que eu faço".

Viver é um fato pedagógico. Nas coisas mais triviais do cotidiano estão ensinamentos e possibilidades de treinamento que a falta de pensar conduz a desastres educativos. Uma simples situação pode levar a sérios desdobramentos na vida futura.

Qual a melhor decisão?

Antes é necessário facilitar a percepção. No exemplo do refrigerante, basta uma semana sem, para que o corpo fique desintoxicado para avaliar a resposta. Nesse intervalo, o adulto deve orientar sobre o que pretende e quais os motivos; certamente, quase tudo o foi dito, "entrou por um ouvido e saiu pelo outro", até chegar à fase seguinte. Sem que perceba deve-se facilitar o "exagero", para que fique claro o que foi dito; pois a confirmação virá através da cólica intestinal produzida pelo gás, e de outras possíveis ocorrências. No auge do "sofrer" ela deve ser relembrada do aviso recebido e, responsabilizada pela ocorrência.

Na medida do possível, não deve ser medicada, exceto com um placebo ou um chá, caso contrário, toda informação anterior é desmentida, a clareza da percepção fica embaçada; perdeu-se tempo, criou-se algum tipo de desgaste, de conflito, ou até de animosidade. O pior é que o adulto ainda passa por mentiroso.

Não se deve voltar ao assunto, até que se prepare uma nova experiência. Na pedagogia, é importante falar menos e agir mais e, sempre, no momento adequado.

Aprender a eliminar o meio-termo é fundamental

O engano sobre o que seja segurança, equilíbrio, paz e harmonia é um sério problema. A percepção de equilíbrio como algo estático cria: o ficar no meio do caminho, o indefinido, o em cima do muro. Ele é dinâmico: é o saber dominar qualquer tipo de situação, qualquer polaridade. Levemos esse conceito para nossas experiências mais triviais do cotidiano. Se algo não é bom abusemos ao máximo, para que fique claro e depois sejamos capazes de abandonar o que não é bom, o que não nos faz sentirmos bem e felizes.

As mudanças são graduais

Não adianta apenas perceber, se há desejo de mudar, os detalhes são importantes: É preciso que haja compreensão e clareza do que se deseja. Em tudo há uma cronologia e uma ordem, e trocar causas por efeitos conduz à ineficácia.

A natureza não dá saltos, após o conhecimento vem a prática; por isso, o principiante executa mal; pois é preciso o esforço e o concurso do tempo.

Alegria e prazer

Qualquer tarefa só é bem feita e as experiências apenas são dominadas quando aprendemos e executamos com alegria e com prazer. Tudo o que se faça sob o comando da imposição e da obrigação vai precisar de ajustes e de correção futura.

É preciso documentar

É importante que tudo seja anotado para posterior reavaliação. O momento presente não comporta mais a informalidade, sob pena de falência. Enfrentar o medo de que alguém possa ler nossos escritos é uma das condições, pois ele indica que ainda não desejamos melhorar a transparência, e que somos propensos a julgar e a criticar; e o medo de sermos julgados e avaliados é projeção da própria maneira de ser.

Como repassar o aprendizado com a doença para a criança

Modificada nossa forma de compreender saúde, doença e cura, reforçada pela mídia, que nos aprisiona a valores atrelados ao consumo de insumos de saúde vendidos e revendidos. Ao eliminarmos o sistema de crer em coisas mágicas: sorte, azar, destino, Deus quis..., a criança será ajudada a fazer o mesmo. Os resultados tornam-se mais evidentes, à medida que consigamos mostrar e confirmar a lei de causa e efeito atuando nas outras pessoas e nela própria.

Deve ser ressaltado que não está sendo julgada pelo fato de ter adoecido, e que, não é nem melhor nem pior do que as outras pessoas; somos todos apenas seres humanos em construção.

Cada vez que adoeça deve ser auxiliada a pesquisar o tipo de pensamentos que estava em andamento. Bem como, perceber cada emoção ou sentimento e diferenciar umas das outras. Esse treinamento também induz à transparência ao aceitar sua forma de ser, e a direcionar seus impulsos e tendências.

Aprender com as dificuldades e os problemas também ajuda a criança a perceber que não é produtivo lutar contra o que não pode ser modificado naquele momento, e que apenas é necessário atuar no que é possível de ser feito.

Como prevenir as doenças da infância

A prevenção mais eficaz contra o sofrimento na infância é a educação para a vida, não necessariamente apenas instrução. Tanto dos pais quanto das crianças.

Conhecer o ser humano

Para deixarmos de ser constantes instrumentos de aprendizagem uns dos outros, é preciso obter gradualmente repostas às perguntas: Quem somos nós? Que fazemos aqui? Quem sou eu? Qual a minha tarefa de vida?

A observação das leis que regem o progresso e sua aplicação é fator básico para a compreensão de como podemos participar da vida interativa de forma mais efetiva e prazerosa; porém, é necessário que aprendamos a separar o joio do trigo das informações recebidas. A criança é um laboratório vivo de experiências e não um joguete dos interesses; devemos estar atentos para não transformá-la em um experimento do sistema de crenças dos próprios familiares; na dúvida, sobre como nos conduzirmos frente a uma situação, a natureza nos dá as indicações mais simples e adequadas.

Conhecer aquela criança

O estudo de cada uma é essencial para ajudar a evitar que adoeça com frequência e a conseguir a cura mais rápida, fácil e definitiva.

Somente se consegue domínio sobre o que se tem conhecimento. Quando ignoramos, temos medo e deixamos de controlar situações corriqueiras.

É preciso anotar as tendências de reagir e de agir dela, identificar impulsos, predisposições e compulsões que a levam a adoecer, para que sejamos capazes de manter o controle emocional durante a enfermidade até que, aos poucos sejam criadas condições para mudanças.

Conhecer a criança não é julgá-la como de temperamento bom ou ruim. Por exemplo; aquele docinho de criatura que não tem boca para nada que faz tudo que os pais pedem sem questionar, mas que vive com dor de garganta e febre, é uma criatura excessivamente contida, possivelmente insegura e, às vezes, com forte sentimento de menos-valia. Já outro que não aceita ordens, é teimoso e sabe sempre o que quer, é rotulado como de gênio ruim. Apenas devemos nos limitar a observar e anotar as características das crianças e colaborar para que elas as resolvam.

Não Ensine a Criança a Adoecer

Melhorar os métodos pedagógicos da família

Os familiares devem ser engajados na busca de uma cultura voltada para a saúde e não para a doença reformulando hábitos. O papel da postura do adulto é importante, pois o exemplo é tudo. Devemos falar pouco e agir mais, e as atitudes devem ser concordantes com as palavras.

É preciso evitar os torneios de queixas e de lamúrias de doenças em casa. Algumas famílias promovem verdadeiros campeonatos de doenças, ou melhor, de relatos de sensações. Identificados os lamurientos é preciso "podarlhes" as oportunidades de se queixar e o jeito mais fácil é mudar o foco da conversa.

Diminuir os conflitos familiares

Em teoria, família é equipe.

No entanto, em parte das famílias os pais têm personalidades antagônicas, hábitos e crenças diferentes, o que conduz a frequentes atritos que sempre são prejudiciais à criança porque criam conflitos.

Para minorar isso, o diálogo é tudo; mas ele precisa ser exercitado; é comum que alguém tenha a tendência de ser mandão, controlador; é preciso que o outro ceda até certo ponto.

Ceder no tipo de tratamento da criança sabendo no que vai dar?

Embora à primeira vista pareça cruel alguém permitir que o filho sirva de experiência para quebrar uma "cabeça dura"; a melhor política é deixar que o controlador tente primeiro; e quando seu método não deu certo é a vez do outro tentar em silêncio; sem recriminar – Quer estragar tudo? – Eu não disse? – Eu não falei?

O ideal é que as condutas frente à criança doente ou não fossem escolhidas em comum acordo, algo quase impossível ainda; é lógico que nessa guerra não declarada sobre alguma coisa para ela.

Quando se investe em diálogo o resultado não tarda.

Educação alimentar

Cada criança precisa de um tipo de dieta particular.

É preciso engajá-la nessa tarefa.

Vivemos em uma sociedade voltada para o quanto mais: melhor; na teoria do consumo.

Para atenuar o problema alguns cuidados devem ser tomados:

Evitar que ela vá às compras com os adultos ajuda a comprar apenas o necessário.

É inteligente não ter em casa coisas que possam ser comidas fora dos horários de refeição, exceto frutas.

Comprar guloseimas e esconder, além de pouco ético é falta de raciocínio; pois a criança sempre acha.

Quando ela já está viciada em alimentos inadequados a melhor maneira de ajudá-la é empanturrá-la para que os efeitos sejam facilmente percebidos. Nunca esqueçamos que qualquer vício apenas termina quando o viciado o deseja de forma inteligente e espontânea. Quem deve decidir que não quer mais é a criança.

A responsabilidade dos pais

Nenhum pai ou mãe é responsável pelas doenças congênitas dos filhos. Muitos são os que se sentem infelizes ou culpados quando eles nascem com algum problema. Esse tipo de atitude, além de inadequada é inconveniente; pois é uma forma de se infernizar. Estudando melhor quem somos nós e o que fazemos aqui se torna mais fácil administrar uma situação dessas. A responsabilidade dos pais começa exatamente após a fecundação, como exemplo: é necessário que a mulher grávida evite o que já é sabido e comprovado que pode afetar o desenvolvimento do feto durante a gravidez. No entanto, quando a mãe realmente desconhece sua responsabilidade esta é atenuada.

A responsabilidade é sempre relativa

A intenção e o conhecimento são a base em que se funda a responsabilidade de cada pessoa frente a acontecimentos que afetem a vida de outras.

Um sério problema que fazemos questão de ignorar é o desconhecimento voluntário, proposital para evitar assumir; essa é uma atitude mais comum do que imaginamos. Outro fato que agrava o "balanço" da consciência é o erro induzido pelo descuido ou pela falta de vontade.

Cultivamos a "má vontade" em promover mudanças que possam nos tirar da comodidade ou da zona de conforto.

Sentir-se responsável se fixa com a qualidade da educação

Temos infância prolongada e dependente para que o meio em que somos criados possa acelerar nosso desenvolvimento, seja através do prazer e da alegria ou com a ajuda da dor e do sofrer. A forma como geralmente nos educamos é que determina nossa participação no processo evolutivo com mais ou menos responsabilidade.

O que está feito, está feito

O cultivo de culpas, remorsos, poderia e deveria..., é uma forma de autopunição que sem perceber fixamos e pior, tentamos dividir com os outros, adoecendo todo mundo.

A melhor e mais natural escolha é usar o seguinte conceito: Ontem fiz o melhor que pude, e hoje vou procurar fazer o melhor que está ao meu alcance, com boa vontade, alegria e prazer. Amanhã é um tempo que não existe ainda.

Responsabilidade e aceitação

Aceitar os acontecimentos do momento e buscar resolver as situações que se apresentem é uma forma de responsabilizar-se honesta e voluntária.

As mudanças são graduais

Não queiramos executar mudanças bruscas no sistema de crenças. Mudemos apenas o que percebemos e comprovamos como correto.

Eliminemos em primeiro lugar o conceito de resoluções mágicas; nosso filho não tem um botão de liga e desliga. Terceirizar as responsabilidades nunca cria nenhum tipo de milagres. A solução é buscar o conhecimento, e tentar aplicá-lo aos poucos.

O papel da escola e dos educadores

Escola e educadores assumiram obrigações para as quais não se prepararam, assim também todos os envolvidos na evolução humana. Isso é material que serve para muitas discussões, simpósios e livros. Incontáveis as falhas, algumas podem ser corrigidas de imediato, outras dependem de como a heterogênea sociedade responda como um todo.

Alguns aspectos merecem ser ressaltados:

- O desrespeito com que a padronização afeta a vida de muitas crianças é fundamental para seu estado de saúde. Os rótulos que algumas recebem quando estão fora dos padrões detonam com sua saúde e sua qualidade de vida.

- As informações passadas raras vezes condizem com os exemplos.

- Nas doenças "pedagógicas da infância", as denominadas doenças infantis é que a escola mais "falha" com relação ao seu papel atual: instruir educando.

- A intoxicação a que são submetidas mediante os cardápios de alimentação nas escolas, criados sob interesses os mais variados, é um fator de peso no adoecer infantil.

Nas escolas particulares, a necessidade de gerar receita para poder pagar as contas no fim do mês ou lucrar torna as crianças reféns dos hábitos da sociedade; pois a direção não tem coragem de inovar, nem de contrariar para não perder receita.

Nas escolas públicas, o problema é mais complexo, pois envolve a direção atrelada aos meandros dos interesses políticos.

- O estresse crônico, somado à parafernália alimentar com poderosas toxinas é capaz de conduzir boa parte das crianças da atualidade à morte precoce; ao contrário da tão esperada morte por envelhecimento.

- A indução aos vícios. O descaso com que se entende a dependência de qualquer coisa lícita ou não é um absurdo pedagógico.

Políticas para a saúde

Podemos afirmar que não existem, de fato, políticas para a saúde. Simplesmente porque não há educação para a política. Todas as ações que se voltam para a saúde estão emperradas pela cultura.

Quem ousar pensar e dizer que saúde é obrigação do Estado está se candidatando ao sofrer. Política de saúde de curto prazo apenas pode ser desenvolvida na conscientização individual e familiar, depois repassada à escola e ao Estado...

Quarta parte

Educar para viver com saúde

- Como tratar a criança sadia
- Aprender com os erros dos outros
- Direitos e responsabilidades
- A educação dos adultos para valorizar a saúde

Como tratar a criança sadia

A Organização Mundial de Saúde (OMS), organismo sanitário internacional integrante da organização das Nações Unidas, fundado em 1948, define *saúde* como *estado de completo bem-estar, físico, mental e social, e não somente a ausência de enfermidade ou invalidez*. Uma definição mais ou menos vaga.

Quando se diz que a saúde é direito do cidadão e um dever do Estado; ao aceitarmos essa transferência de responsabilidade nós estamos nos colocando sob o domínio de um tipo de cultura que ainda premia a doença. Definir saúde ou doença é delimitar parâmetros pessoais e momentâneos baseados em um conhecimento real e flexível. Isso é tarefa de vivência de cada um.

O que caracteriza uma criança sadia?

- Aquela que obedece aos comandos dos adultos por mais sem sentido que pareçam?

- A que brinca e mostra suas habilidades cognitivas e motoras nos momentos de vida em família?

- A que dorme quando os pais desejam?

- A que não: tosse, espirra, tem febre, vomita ou tem diarreia quando os pais têm algo mais importante para fazer?

- A que come tudo o que lhe colocam na frente?

- Será a que se encontra dentro de padrões pré-determinados para a maioria?

Todos os aspectos positivos da criança devem ser ressaltados, seja nos hábitos quanto na postura psicológica. Na medida do possível os negativos devem ser ignorados.

Exemplo:

Rinites e sinusites de fundo alérgico são doenças a cada dia mais comuns. Aproveite uma fase de melhora para levar a criança até um parque, respire fundo e diga: – Nossa criança! Sinta como é bom respirar! A mente fica mais clara; ficamos mais alegres e felizes; e mais bonitos. Veja como é gostoso respirar! Que diferença do estado que ficamos quando nosso nariz está entupido! Use da criatividade e reforce a importância de cuidarmos da saúde.

A profilaxia é tudo.

Diz um sábio provérbio chinês que devemos nos preocupar é quando tudo está bem. Na proposta do livro quanto ao assunto, é manter a observação do que é bom ou não para nosso corpo e vida.

E evitar que a doença represente ganho de qualquer tipo.

Aprender com os erros dos outros

Que a experiência é tudo na fixação do aprendizado é indiscutível. No entanto, também é uma grande verdade que dói menos aprender com os erros dos outros do que com os nossos. Certas experiências sofridas de tanto serem repetidas por milhões de criaturas, bilhões de vezes, poderiam ser arquivadas no inconsciente como impróprias. Qual o impedimento?

Somos seres incríveis, mesmo vivendo em um tipo de curto-circuito evolutivo; pois misturamos lampejos de genialidade com atitudes de verdadeiro cabeça-dura. Fumar é um exemplo. Milhões de todas as idades já provaram que esse hábito produz doenças de evolução lenta, sofrida e mortais; no entanto outros tantos gênios em muitas áreas da vida continuam fumando; depois é aquela choradeira.

Deve fazer parte da educação de forma rotineira a análise das pessoas doentes que fazem parte do universo de convivência; lógico que evitando o julgamento crítico.

Quando as crianças perceberem que sempre há uma ligação entre comportamento, personalidade e doença, além da lei de causa e efeito em andamento; com certeza, um dia, somarão a essas observações as próprias de estar em saúde ou doente. Cabe aos pais participarem do processo e analisar suas próprias experiências junto com a criança. Essa atitude de compartilhar vivências retira dessa reflexão o caráter de julgamento ou crítica. Ninguém está sendo comparado; a única finalidade é aprender a valorizar a saúde antes que seja perdida.

Direitos e responsabilidades

Quando educados em um ambiente de pessoas claras no que dizem e coerentes no que fazem; nós temos mais chances de progredir sem sofrer reduzindo a possibilidade da doença.

As atitudes simples e bem-intencionadas têm a capacidade de despertar rapidamente a noção de direitos, deveres e responsabilidade, frente a nós próprios e aos outros.

Temos o direito e a liberdade de fazer tudo o que nós quisermos; desde que estejamos dispostos a pagar o preço.

A criança deve compreender isso bem cedo.

É importante também que aprenda que nosso livre-arbítrio é limitado pelo do outro e, o divisor é a soberania emocional mais ou menos desenvolvida.

Especialmente na vida em família, deve ficar claro que problema de um é igual a problema de todos.

Temos o direito de experimentar adoecer não zelando pela nossa saúde; e o dever é o de não reclamar dos tratamentos nem das limitações e sofrimentos que a doença possa trazer consigo.

Enquanto crianças nós temos o direito de cometer todos os abusos que desejarmos com guloseimas, gelados, pé no chão, mudanças térmicas súbitas, crises de irritabilidade, ciúmes, inveja...; e também, não podemos ser tolhidos no direito de experimentar a sensação de febre, o desconforto da dor, o mal-estar do vômito, a dificuldade de deglutir, enfim todas as pequenas lições tão necessárias à compreensão da diferença entre saúde e doença, e as várias possibilidades de cura.

A educação dos adultos para valorizar a saúde

Para nos libertarmos dos conceitos que nos foram repassados com relação à saúde, doença e cura, é preciso redirecionar nosso olhar sobre o problema e criar motivação para tal empreendimento.

A quem eu posso educar?

Em primeiro lugar à minha própria pessoa e depois eu posso participar indiretamente da educação dos outros através da mudança de postura e do exemplo; evitando o discurso.

De que forma posso ajudar as outras pessoas a se libertarem da cultura da doença?

• Evitando comentar a respeito das minhas doenças e sintomas.

- Não me entregando à doença; procurando manter atividades e responsabilidades na medida do possível.

- Desviando o assunto quando for alvo das lamúrias e comentários a respeito de doenças; tomando o cuidado para não valorizar nem desvalorizar as queixas dos outros; basta copiar as crianças vítimas do falatório dos adultos: entra por um ouvido e sai pelo outro.

- Não expressando suas observações a respeito do problema alheio; evite conselhos e sugestões; espere ser solicitado.

Em certas ocasiões é útil mostrar de forma clara e honesta o uso que a pessoa está fazendo de suas doenças e sintomas; colocando-as a serviço de seus interesses.

Adoeci e agora o que é que eu faço?

Não existimos para sofrer. É preciso buscar ajuda; claro. Mas durante o processo ou depois, é preciso recolhimento íntimo; então fique a sós consigo mesmo e questione:

- O que desejo ganhar com essa doença?

- O que pretendo justificar com essa doença?

- Quem eu estou querendo punir com essa doença?

Usamos a moléstia e o sofrimento para ganhar mais afeto; carinho; compaixão, etc.

A doença se torna álibi para perdas ou deixar de conquistar algo (exemplo: alguns estudantes que vão prestar vestibular começam a adoecer no início do ano para justificar a possibilidade de não conseguir entrar na faculdade).

A forma mais maluca de usar a doença é punir os em torno através dela; nós usamos nosso sofrer e doenças para punir as pessoas que imaginamos não estejam correspondendo às nossas necessidades várias.

No mundo inteiro, todos os dias morrem milhares de pessoas brincando desse jogo. Exemplo: a pessoa está se sentindo usada e desvalorizada; a família só gasta; então para dar um puxão de orelha nos familiares: Olha o que estão fazendo comigo; a pessoa faz um enfarte e morre.

É um longo trabalho; pois:

Sair da zona de conforto é muito penoso para nós; daí nosso subconsciente vai opor resistência a essa forma de perceber nossa relação com a doença. A tendência é que continuemos nos enganando durante muito tempo; embora o conflito seja inevitável e dia menos dia, nós vamos ceder à verdade e tentar mudar.

Considerações finais

Enquanto os ganhos secundários sobrepujarem as perdas com a doença, será quase impossível criar uma sociedade na qual a saúde tenha realmente valor e seja cultivada.

A educação cria o padrão de atitudes de cada indivíduo e da comunidade na qual ele está inserido; caso esse grupo humano não tenha coragem de assumir identidade própria, o problema torna-se quase que insolúvel.

Diante dessa verdade, é possível concluir que nosso sofrimento como sociedade doentia seja falta de educação e, a doença também revela nossa pobreza de identificação explorada pela voracidade dos interesses do atual estilo de vida.

Quem educa hoje?

Nossa escala de valores, transmitida de uma geração a outra, prioriza a doença como mercadoria ou moeda de troca; daí nós perdemos o senso do que seja estar saudável.

Nesse contexto é inevitável que a patologia seja usada para cativar, gerar atenção, carinho, abraços, beijos, justificar faltas na escola e no trabalho, segundo os mais variados interesses de cada momento.

Até a formação dos profissionais da área da saúde está direcionada para a patologia e como combatê-la; com menos ênfase em como evitá-la. Os estudantes são induzidos a acreditar que podem curar com tecnologia.

Hoje o papel educador da mídia de ação rápida é crucial:

A maior parte dos conceitos que fazem a diferença na qualidade de vida das pessoas foi inserido no subconsciente através do sistema de repetição e transferência. Lógico que reformar um sistema tão complexo e de tantas variáveis ao mesmo tempo é complicado; diz o bom-senso que é melhor um passo de cada vez; e o primeiro será agir na educação fundamentada no uso dos recursos pedagógicos que se formam naturalmente no cotidiano, especialmente durante a doença.

Novamente, como nos demais livros eu não me preocupei em retirar as repetições e deixei parte das considerações finais como introdução; claro que a concorrência da mídia não pode ser sobrepujada; mas quem sabe a repetição possa ajudar a incorporar alguns conceitos importantes.

Parece à primeira vista uma missão impossível, mas não é:

A maior dificuldade é reeducar os adultos; mas às vezes basta mudar o foco para perceber melhor. Com as crianças tudo é mais simples e fácil; pois são dotadas de incrível capacidade de aprender; desde que haja interessados em ensinar. Se mostrarmos a ela que a moléstia é uma experiência que até pode se tornar útil; e não apenas um problema a ser resolvido; ela entenderá bem mais a origem de suas doenças; aprenderá a lidar com elas e assumirá a parcela de responsabilidade que lhe cabe.

Esperamos que o leitor, ao final da leitura, tenha reduzido na medida do possível os ganhos primários e secundários... com suas doenças e ajudado suas crianças, de qualquer idade, a tentar fazer o mesmo.

Saúde!

Américo M Canhoto

Referência Bibliográfica

HUXLEY, Aldoux. *A Filosofia Perene*. Col."Caminhos para uma vida melhor". Rio de Janeiro: Ed.Civilização Brasileiro.

CANHOTO, Américo M. *Saúde ou Doença: questão de escolha*. São Paulo: Oficina Editorial, 1999.

--------------. *Educar para um mundo novo*. São José do Rio Preto: Ed. Ativa, 2002. Patrocínio INTEL – Semicondutores do Brasil Ltda.

--------------. *A reforma íntima começa antes do berço*. Ed. EBM – Santo André: Ed. EBM, 2012.

Biblioteca "Psicologia e educação" IBRASA (Instituição Brasileira de Difusão Cultural. S.A): "O Segrêdo da paz familiar" Harry F. Tashman. - "Relações humanas". Thomason e Clement. Franz G. – "Descobre-te a ti mesmo", Stephen Lacnkner. – "Condicionamento pessoal" - H. Hart. – "A criança problema", Joseph Roucel. – "História da Psiquiatria", Franz G. Alexander e Sheldon T. Selesnick.

COTT, Dr. Allan. *Jejum: a dieta ideal*. Rio de Janeiro: Record.

LEADBEATER,C.W. *Os chakras - Os centros vitais do ser humano*. São Paulo: Pensamento.

LOE, Gerald. *A força natural da cura*. Rio de Janeiro: Novo Milênio, 1992.

Conselho Federal de Medicina CFM- Ano XX- n 150 – Jul/ Agosto / Set 2004 – "Atualização científica" p.15/16 Dr. Luiz Salvador Sá Júnior. http//www.potalmedico.org.br* e-mail: jornal@cfm.org.br